希望读者现在就了解的食管良性疾病

日本《胃与肠》编委会　编著
《胃与肠》翻译委员会　译

辽宁科学技术出版社
·沈阳·

Authorized translation from the Japanese Journal, entitled
胃と腸　第55巻第3号
いま知っておきたい食道良性疾患
ISSN: 0536-2180
編集：「胃と腸」編集委員会
協力：早期胃癌研究会
Published by IGAKU-SHOIN LTD., Tokyo Copyright © 2020

图书在版编目（CIP）数据

希望读者现在就了解的食管良性疾病/日本《胃与肠》编委会编著；《胃与肠》翻译委员会译. —沈阳：辽宁科学技术出版社，2022.8

ISBN 978-7-5591-2521-7

Ⅰ.①希…　Ⅱ.①日…　②胃…　Ⅲ.①食管疾病—基本知识　Ⅳ.①R571

中国版本图书馆CIP数据核字（2022）第076096号

出版发行：辽宁科学技术出版社
（地址：沈阳市和平区十一纬路25号　邮编：110003）
印 刷 者：辽宁新华印务有限公司
经 销 者：各地新华书店
幅面尺寸：182 mm × 257 mm
印　　张：7
字　　数：160千字
出版时间：2022年8月第1版
印刷时间：2022年8月第1次印刷
责任编辑：卢山秀
封面设计：袁　舒
版式设计：袁　舒
责任校对：栗　勇

书　　号：ISBN 978-7-5591-2521-7
定　　价：98.00元

编辑电话：024-23284354
E-mail：lkbjlsx@163.com
邮购热线：024-23284502
《胃与肠》官方微信：15640547725

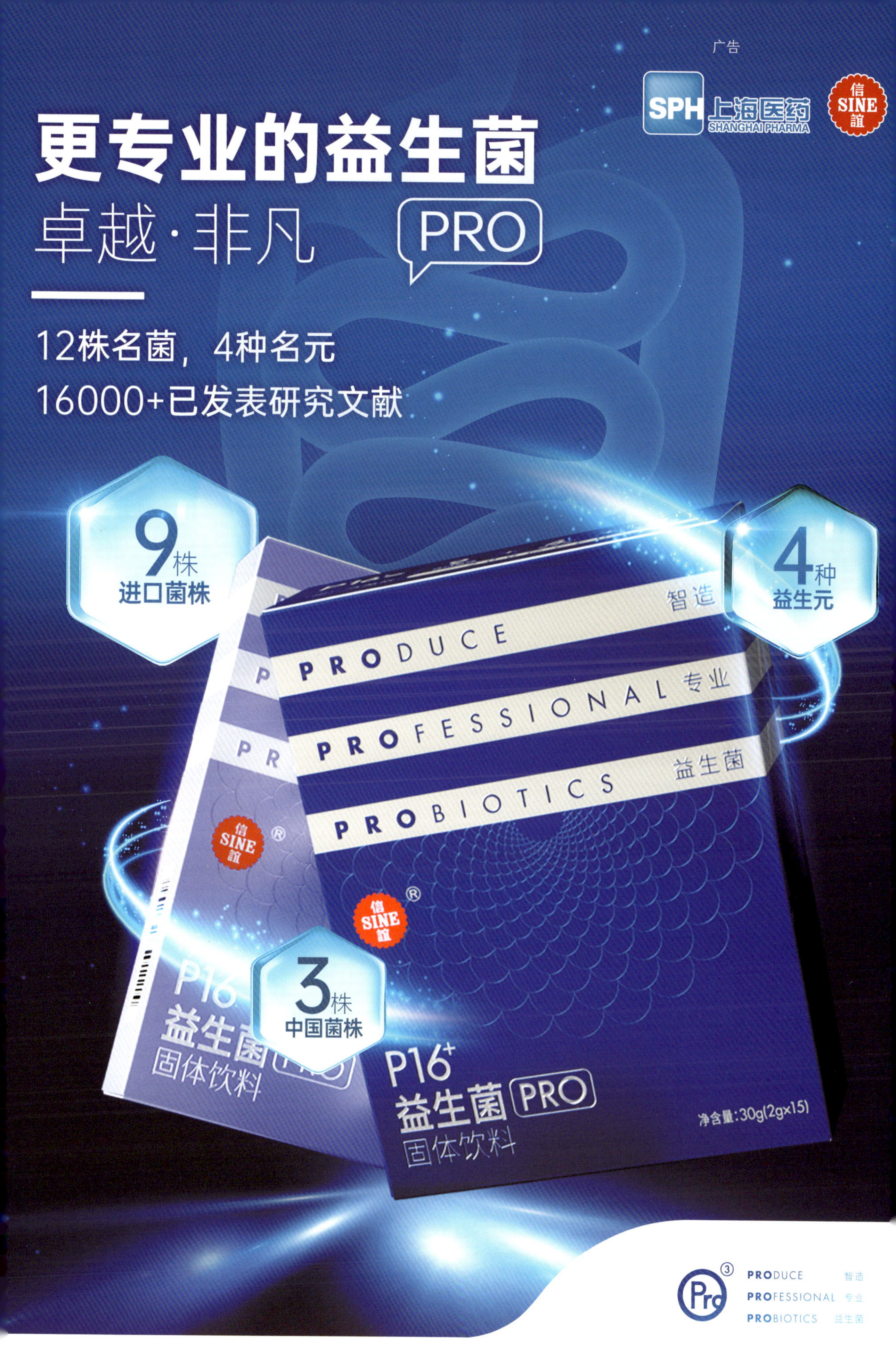
广告
SPH 上海医药
SHANGHAI PHARMA
信 SINE 誼
更专业的益生菌
卓越·非凡
PRO
12株名菌，4种名元
16000+已发表研究文献
9株
进口菌株
4种
益生元
3株
中国菌株
智造
PRODUCE
PROFESSIONAL 专业
PROBIOTICS 益生菌
P16+
益生菌 PRO
固体饮料
净含量:30g(2gx15)
PRODUCE 智造
PROFESSIONAL 专业
PROBIOTICS 益生菌

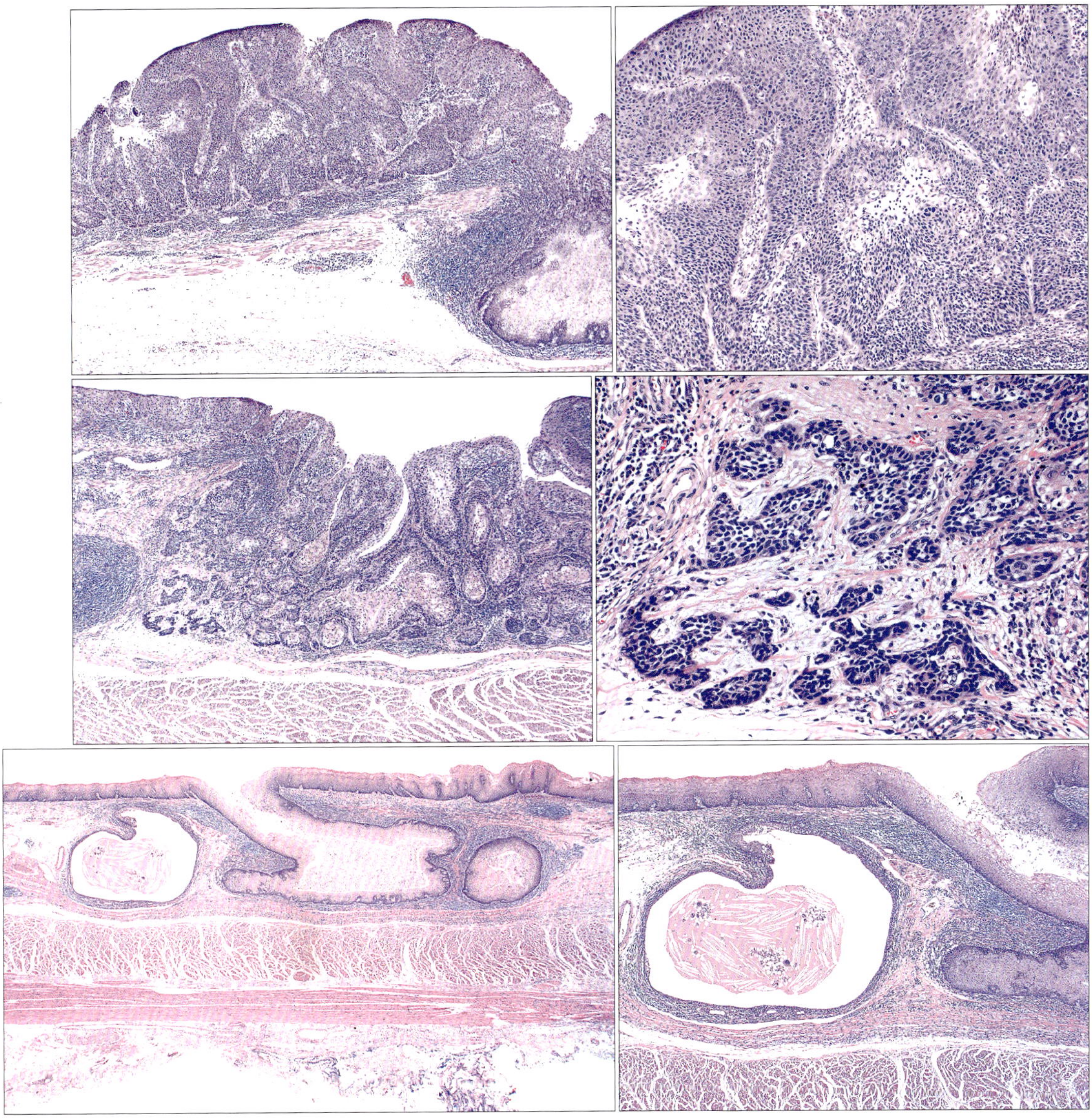

a	b
c	d
e	f

图5 ［**病例**］组织病理像（HE染色）。

a，b 胸段食管中部的白色隆起部（**图4a**的绿框部分）。为缺乏角化的一直到LPM的黏膜内癌，在其附近见有假性憩室（a: ×40，b: ×100）。

c，d 在平坦部的一部分见有向黏膜下的浸润表现（c: ×40，d: ×200）。

e，f **图4a**的红框部分。在小孔部见有食管导管的异常扩张，在其周围见有重度的炎性细胞浸润（e: ×40，f: ×100）。

围相比略呈白色的隆起性病变（**图3b**），在其肛门侧发现白色的凹陷性病变（**图3c**），2处病变经活检均诊断为扁平上皮癌。在碘染色像中，发现在包括前述病变在内的大范围内呈现全周性的不染性表现（**图3d～f**）；在平坦部的活检中也检出了扁平上皮癌。在我院消化外科施行了胸腔镜下食管切除术、两区域淋巴结廓清和经胸骨后径路胃管重建。

在福尔马林固定后的切除标本上，整体上憩室样的小孔多发；在胸段食管上部～胸段食管中部，碘不着色区域大范围扩展，在相同部位见有凹凸不平的隆起（**图4**）。在组织病理学表现中，与碘不着色区域一致，见有大致缺乏角化趋势的黏膜内（EP–LPM）的扁平上皮癌的扩展。胸段食管中部的白色隆起部的组织病理像如（**图 5a，b**）所示（**图 4a** 的绿框部分）。在术前内镜检查中发现了这部分（**图 3b**），相当于病变。在其附近的平坦部见有向黏膜下的浸润表现（**图 5c，d**）。另外，在小孔部见有食管导管的异常扩张，在其周围见有重度的炎性细胞浸润，与食管壁内假性憩室的组织病理像一致（**图 4a** 的红框部分，**图 5e，f**）。最终诊断为：①扁平上皮癌（squamous cell carcinoma），pT1b–SM3，INFb，ly0，v0，pPM0，pDM0，0–Ⅱb＋Ⅱa 型，MtUt；②伴活动性炎症的假性憩室（pseudodiverticulosis with active inflammation），在廓清淋巴结未见转移。

参考文献

[1] Mendl K, McKay JM, Tanner CH. Intramural diverticulosis of the oesophagus and Rokitansky-Aschoff sinuses in the gallbladder. Br J Radiol 33:496-501, 1960
[2] 井口泰孝, 大元謙治, 柴田憲邦, 他. MCTD合併PBC例に併発した食道壁内偽憩室症の1例. 日消誌 94:180-185, 1997
[3] 井田陽介, 岩男暁子, 吉田武史. びまん性食道壁内偽憩室症. 消内視鏡 26:1704-1705, 2014
[4] 坂牧僚, 小林正明, 今井径卓, 他. 食道壁内偽憩室症の1例. Gastroenterol Endosc 55:3368-3374, 2013
[5] 太田和寛, 梅垣英次, 江頭由太郎, 他. 早期胃癌を合併した食道壁内偽憩室症の1例. 胃と腸 50:1434-1442, 2015

食管良性肿瘤及肿瘤样病变的诊断

天疱疮

Pemphigus

中村 理惠子[1] 大森 泰[2] 松田 谕[1]
真柳 修平 入野 诚之 和田 则仁
川久保 博文 山上 淳[3] 天谷 雅行
北川 雄光[1]

[1] 慶應義塾大学医学部一般・消化器外科
〒160-8582 東京都新宿区信濃町 35
E-mail : rieko-na@cam.hi-ho.ne.jp
[2] 川崎市立井田病院内視鏡センター
[3] 慶應義塾大学医学部皮膚科

关键词 天疱疮 自身免疫性水疱病 食管病变 咽喉病变 尼氏征（Nikolsky sign）

疾病的概念

天疱疮是一种自身免疫性水疱病，在皮肤和复层扁平上皮黏膜上可以观察到病变。该病是表皮细胞间黏附因子被 IgG 自身抗体所破坏而形成表皮内水疱的疾病，与表皮细胞间黏附有关的钙黏蛋白型细胞间黏附因子、桥粒黏蛋白是抗原蛋白。天疱疮大致被分为 3 种：①寻常性天疱疮；②落叶状天疱疮；③其他。这 3 种的临床症状各不相同。①寻常性天疱疮又进一步被分为黏膜为主型和黏膜皮肤型。寻常性天疱疮在天疱疮类疾病中发生率最高，最具特征性的表现是在口腔黏膜上可以观察到伴有疼痛的难治性糜烂和溃疡。作为初发症状，口腔黏膜症状的发生率高，在重症病例也有摄食不良的情况。除口腔黏膜外，口唇、咽喉部、食管、眼睑结膜、阴道等复层扁平上皮处于受到侵袭的病状，在约半数的病例，皮肤上也会产生松弛性水疱和糜烂。

疾病的特征和鉴别诊断

由于天疱疮是通过 IgG 自身抗体结合而对表皮细胞间黏附因子的黏附功能造成损伤的全身性疾病的病状，病变可发生于皮肤、口腔、咽喉部、食管黏膜、口唇、眼睑结膜、鼻腔、阴道等部位。天疱疮与类天疱疮一起被认为是自身免疫性水疱病，而所谓的类天疱疮是根据水疱形成的深度被分类的。天疱疮在 40 ~ 60 多岁年龄段的女性略多，估计患者数约为 5000 人。

水疱易破，为在边缘附着疱膜的糜烂。该病的特征是，当对乍一看是正常的部位施加压力时，表皮就会剥脱而呈现出糜烂的尼氏征（Nikolsky sign），而这不仅发生于皮肤上，在黏膜面上也可以发生。在黏膜病变方面，以在口腔、咽喉部、食管形成水疱，呈现糜烂、溃疡、狭窄等为特征。在食管黏膜面上，有时当对乍一看正常的部位施加压力时，会出现上皮剥脱、呈现糜烂的表现，以及通过施加压力，在上皮下出现血肿样的表现（血疱），即可以观察到

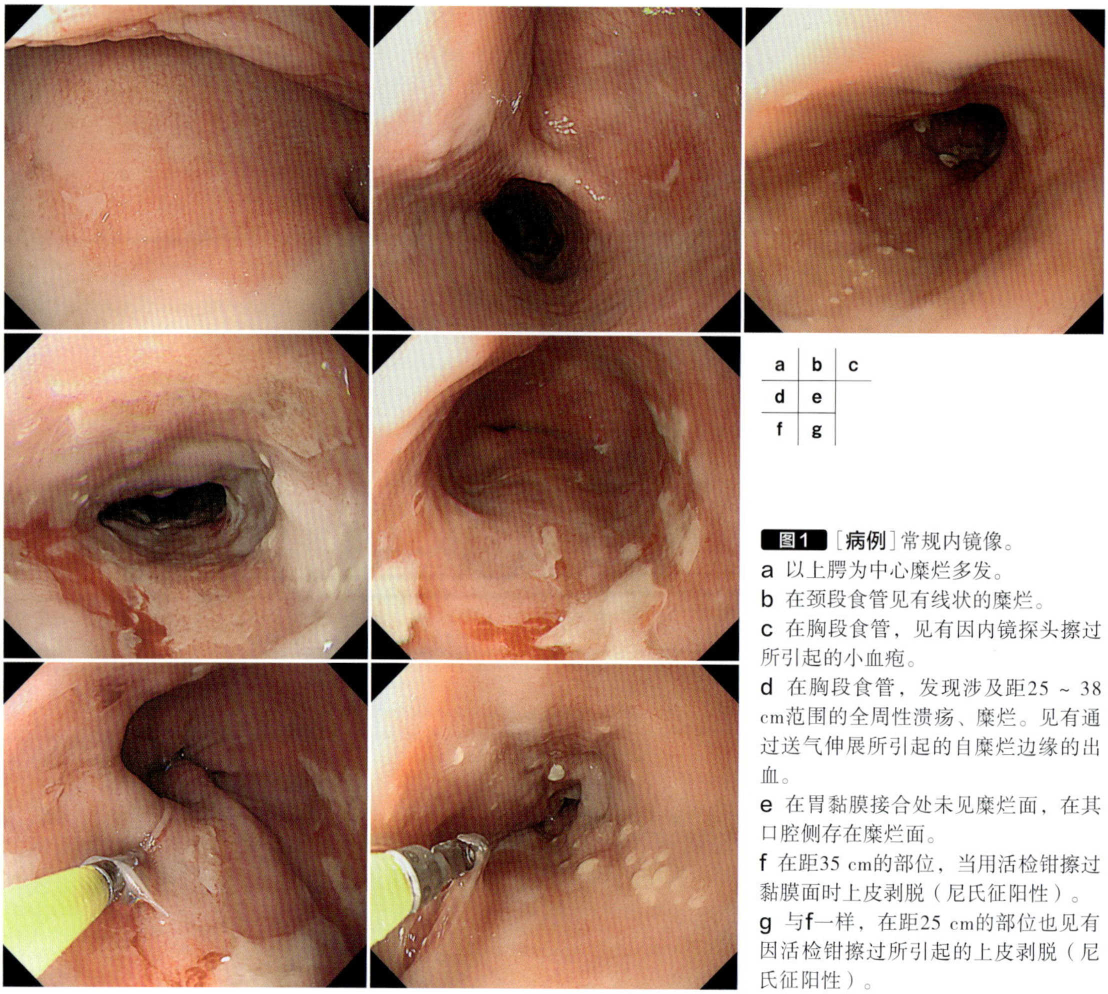

图1 ［**病例**］常规内镜像。
a 以上腭为中心糜烂多发。
b 在颈段食管见有线状的糜烂。
c 在胸段食管，见有因内镜探头擦过所引起的小血疱。
d 在胸段食管，发现涉及距25 ~ 38 cm范围的全周性溃疡、糜烂。见有通过送气伸展所引起的自糜烂边缘的出血。
e 在胃黏膜接合处未见糜烂面，在其口腔侧存在糜烂面。
f 在距35 cm的部位，当用活检钳擦过黏膜面时上皮剥脱（尼氏征阳性）。
g 与f一样，在距25 cm的部位也见有因活检钳擦过所引起的上皮剥脱（尼氏征阳性）。

尼氏征。在常规观察时，即使黏膜面上无表现也可以发生尼氏征，也有时会因活检钳或内镜探头等对食管黏膜的摩擦等物理性刺激而致上皮剥脱和形成血疱等。

作为鉴别诊断，被列举出来的是与呈浅凹陷样病变时的 Behcet 病之间的鉴别。此时，凹陷边缘的剥脱上皮的存在是诊断的鉴别点。另外，在无水疱病的内镜表现的知识的情况下，也存在被误诊为食管炎和食管癌的病例。在鉴别上作为最重要的表现是黏膜面的脆弱性，糜烂和与之相伴的小水疱的存在、伴于送气伸展而产生的龟裂、伴于内镜探头的擦过而形成血疱等，即使是小的表现也不忽略过去是很重要的。此外，也有时还伴有瘢痕和狭窄样表现。在伴于其他疾病的病变，没有伴有小水疱的情况，也未观察到通过上述物理性刺激所引起的变化。当怀疑患有天疱疮时，重要的是用活检钳等擦过黏膜面，确认有无尼氏征。但是，即使尼氏征为阴性，也不能否定天疱疮或类天疱疮的可能性。

治疗方针

关于治疗方面，委托有专业知识的皮肤科很重要。初期治疗首选泼尼松龙，当效果不理想时可考虑免疫抑制药、大剂量γ球蛋白疗法、血浆交换疗法、大剂量类固醇冲击疗法等。另外，作为治疗后的上消化道内镜检查（esophagogastroduodenoscopy, EGD）的表现，大多可以观察到黏膜面的糜烂和狭窄等的改善，变成乍一看如正常的黏膜面一样，但由于黏膜的脆弱性仍残存，大多仍可以观察到尼氏征。

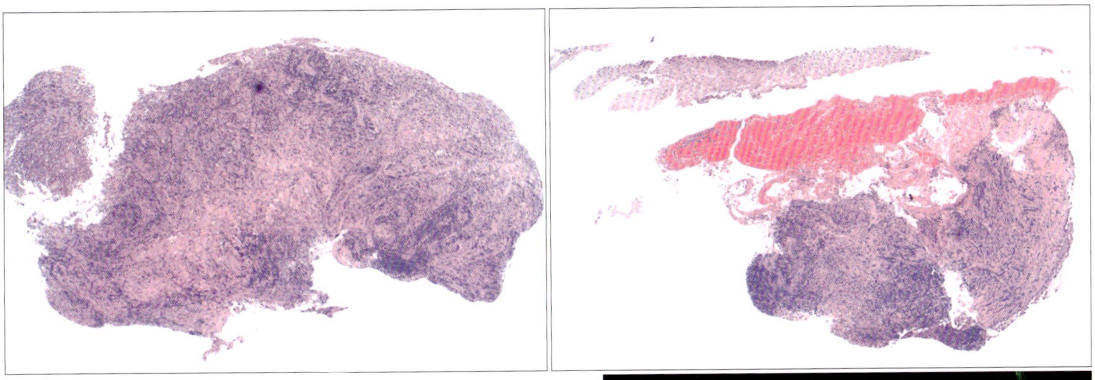

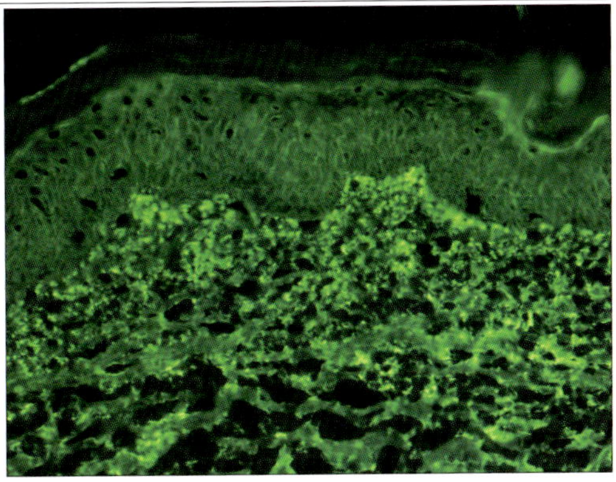

a | b
c

图2 ［**病例**］自距35 cm处的食管黏膜面取材的活检标本的组织病理像。
a 见有伴重度炎性细胞浸润的肉芽组织。
b 可以观察到基底侧残存1～2层的上皮细胞，扁平上皮剥脱。
c DIF像。在表皮细胞间见有IgG的沉积。

病例

［**病例**］ 70多岁，女性。寻常性天疱疮。

以口腔内的难治性糜烂为主诉到其他医院牙科、耳鼻科就诊，在未获得确定诊断的情况下，在随访观察中发现腰部的多个水肿性红斑而被怀疑是水疱病，被介绍到本院皮肤科。

在EGD表现中，以上腭为中心糜烂多发（**图1a**），并且在颈段食管发现线状的糜烂（**图1b**）。在胸段食管距25～38 cm处发现全周性溃疡、糜烂，见有由内镜探头擦过所引起的小血疱和送气伸展所引起的自糜烂边缘的出血（**图1c，d**）。这些表现显示了黏膜的脆弱性，被认为是水疱病所引起的表现。在胃黏膜接合处未发现糜烂面，在其口腔侧存在糜烂面（**图1e**）。另外，在距切牙35 cm和25 cm的部位见有因活检钳擦过黏膜面所引起的上皮剥脱，即尼氏征（**图1f，g**），这些食管表现被诊断为是由水疱病所引起的。

作为从距切牙35 cm处的食管黏膜面取材的活检组织病理学诊断，为伴有重度炎性细胞浸润的肉芽组织，见有基底侧残存1～2层上皮细胞的扁平上皮剥脱的表现，为与水疱病不矛盾的表现（**图2a，b**）。为了获得水疱病的确定诊断，需要有内镜下异常表现区域的活检组织病理学诊断，由于需要一定的组织量，一般施行皮肤和口腔黏膜等的切除活检，需要通过直接免疫荧光法（direct immunofluorescence，DIF；**图2c**）进行诊断。在本病例，也是通过右颊黏膜的切除活检进行的确定诊断。内镜活检标本的组织病理学诊断因为采取的组织量少，很少能得到确定诊断，但是由于手技容易，可以在详细检查中施行，对机体的侵袭也小，作为辅助诊断有施行的价值。

参考文献

[1] 天谷雅行, 谷川瑛子, 清水智子, 他. 日本皮膚科学会ガイドライン—天疱瘡診療ガイドライン. 日皮会誌　120:1443-1460, 2010
[2] 大森泰, 石井賢二郎, 岡村明彦, 他. 自己免疫性水疱症と上部消化管病変の内視鏡診断. 胃と腸　50:159-173, 2015
[3] Nakamura R, Omori T, Suda K, et al. Endoscopic findings of laryngopharyngeal and esophageal involvement in autoimmune bullous disease. Dig Endosc　29:765-772, 2017

食管良性肿瘤及肿瘤样病变的诊断

黑变病

Melanosis

北村 阳子[1]　池田 大辅　三宅 隼人
冈本 直树　岸埜 高明　福本 晃平
森 康二郎　田中 齐祐　金政 和之

[1] 市立奈良病院消化器肝臓病センター消化器内科
〒630-8305 奈良市東紀寺町 1 丁目 50-1
E-mail : humiokumiko@yahoo.co.jp

关键词　食管黑变病　食管恶性黑色素瘤　鉴别诊断　内镜诊断

疾病的概念

被复层扁平上皮所覆盖的食管黏膜是有光泽且保持血管通透性的红白色的黏膜。因为在食管黏膜上皮的基底层只有极少量的黑色素细胞，所以无法观察到黑色素颗粒。食管黑变病是由于以基底层为主的黑色素颗粒增加，在食管黏膜可以观察到从褐色到黑色的色素斑的病症。

疾病的特征和鉴别诊断

据知食管黑变病是以醛脱氢酶 2（aldehyde dehydrogenase 2，ALDH2）异缺陷型的大量饮酒者、吸烟、衰老、反流性食管炎等与食管扁平上皮癌（squamous cell carcinoma, SCC）的风险因子相同的因素为背景而发生的。因此，在观察时要考虑到食管癌的高危人群，需要注意食管癌并存的可能性。另外，据报道在 SCC 的周围高概率可以发现食管黑变病。

在白光观察下，黑变病的内镜特征为完全平坦、从褐色到黑褐色的颜色变化，其颜色稍显深浅不一，边界不清。在颜色较浅的部分，可以观察到树枝状血管网。但是，通过窄带成像（narrow band imaging, NBI）观察很难发现黑变病，不仅用 NBI，还需要同时使用白光进行观察。

食管黑变病的鉴别疾病为食管恶性黑色素瘤。恶性黑色素瘤是发生于基底层的黑色素细胞的肿瘤。食管原发性恶性黑色素瘤的发生率很低，在日本仅为食管恶性肿瘤的 0.1% ~ 0.9%。恶性黑色素瘤的内镜表现大多为形成陡然增高的亚蒂性隆起或带蒂隆起，为黑色，呈结节状或分叶状形态。另外，隆起表面比较平滑且具有光泽感也是其特征。隆起 / 结节没有在癌所见那样的硬度，形成比较柔软的肿瘤；在隆起 / 结节的周围多伴有呈黑色色素沉着的平坦病变。还有，即使是平坦型恶性黑色素瘤，病变也稍有厚度，这是与黑变病之间的鉴别点。病变呈不规则形，呈文身样的黑色。尽管病变边缘颜色变化稍微变浅，但边界比较清晰。

为了鉴别诊断食管黑变病和食管恶性黑色素瘤，需要进行活检诊断。恶性黑色素瘤的活检在过去被作为禁忌，但由于可以确定诊断

图1 ［**病例**］

a 咽喉中部的常规内镜非放大像（白光）。咽喉中部黏膜平坦，见有边界不清的褐色色素沉着斑。

b 胸段食管中部（距切牙列31 cm）的常规内镜非放大像（白光）。在后壁见有淡淡的发红凹陷，诊断为SCC。在SCC的右壁侧和前壁侧，见有完全平坦、边界不清的浅褐色色素沉着斑。

c 胸段食管中部的NBI非放大像。在与b几乎相同的位置进行了NBI观察。SCC变得更加清晰，变得容易辨识，而色素斑变得难以辨识。

d b的黑色箭头所指部分的常规内镜放大像（白光）。色素斑呈颗粒状，可见颜色深浅不一。

e NBI放大像。对与d相同的部位进行了NBI放大观察。在白光观察中见有的颗粒状色素斑作为绿褐色的区域被辨识，难以辨识为黑变病。

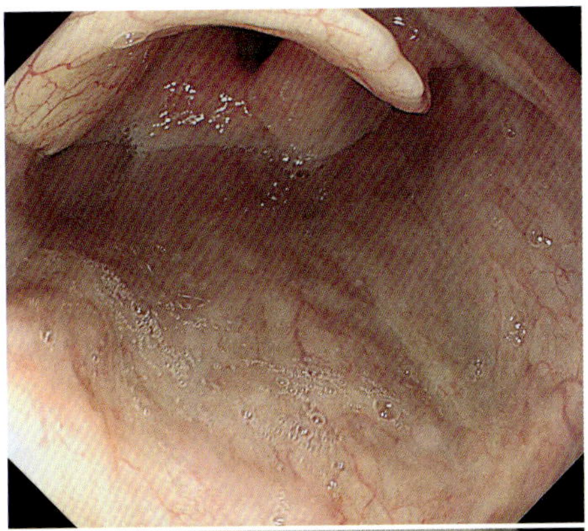

	a
b	c
d	e

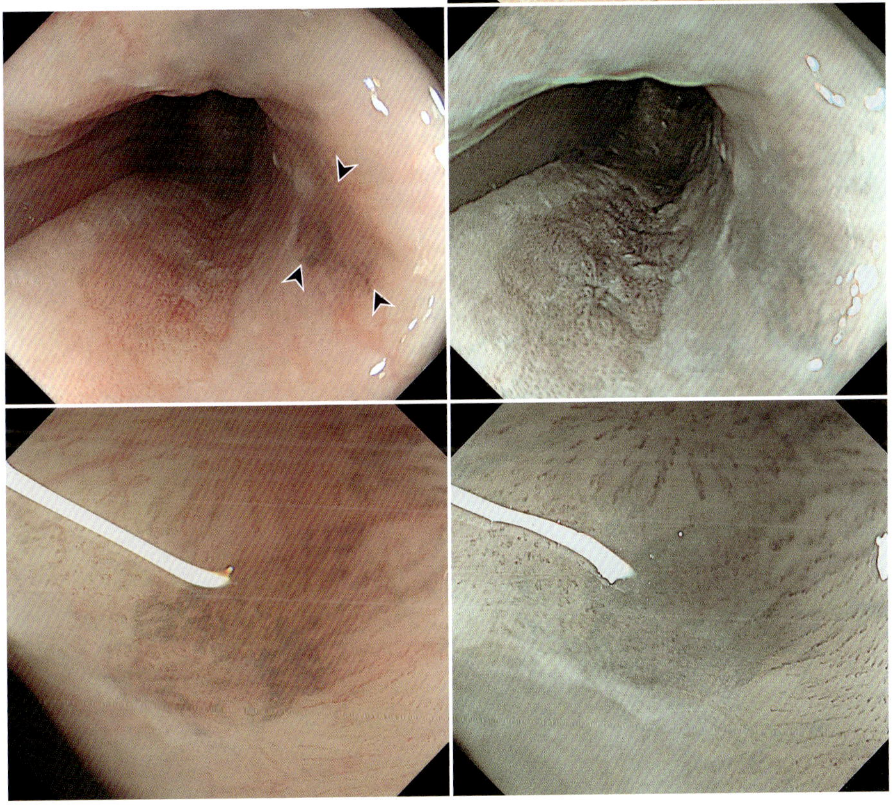

和有无活检在生存结果上没有差异，为了鉴别，活检诊断被认为是有用的。由于如果能确认存在于基底层和间质交界部分的连接活动（junctional activity）就可以诊断为恶性黑色素瘤，所以除了从隆起部分取材进行活检以外，从平坦病变部分也进行活检是很重要的。

治疗方针

由于是良性疾病，采取随访观察的方针，不需要特别治疗。但是，在随访观察时，有必要注意有无合并头颈部癌、SCC和恶性黑色素瘤。在观察时，不仅使用NBI，如果不使用白光观察，不仅是黑变病，还有可能看漏掉恶性黑色素瘤，因此需要注意。

病例

［**病例**］ 60多岁，男性，食管黑变病合并SCC。

在中下咽部发现平坦、边界不清的浅褐色色素沉着斑，判断为黑变病（**图 1a**）。在白光非放大观察中，在距门齿列 31 cm 的后壁上发现有淡淡发红的凹陷，诊断为 SCC。在其右壁侧、前壁侧上发现完全平坦、边界不清的浅褐色色素沉着斑（**图 1b**）。但是，当进行 NBI 非放大观察时，SCC 作为边界清晰的褐色区域变得容易辨识，而色素斑则变得无法辨识或难以辨识（**图 1c**）。在白光放大观察中，边界不清晰，见有颜色深浅不一的小颗粒集簇样的褐色色素斑（**图 1d**）。在 NBI 放大观察下，无法看到在白光观察下所见的小颗粒，被辨识为绿褐色的区域，难以作为黑变病被辨识（**图 1e**）。

这是一个让我们明白了 NBI 观察虽然可以提高 SCC 的发现率，但不适用于黑变病和黑色素瘤发现的典型病例。

参考文献

[1] Ohashi K, Kato Y, Kanno J, et al. Melanocytes and melanosis of the oesophagus in Japanese subjects-analysis of factors effecting their increase. Virchows Arch A Pathol Anat Histopathol 417: 137-143, 1990

[2] 竹内学, 高橋亜紀子, 小山恒男, 他. 食道悪性黒色腫とmelanosisの鑑別診断—特に平坦病変について. 胃と腸 54: 1377-1388, 2019

[3] 横山顕. 食道表在癌の危険因子. 胃と腸 46:561-570, 2011

[4] Tachimori Y, Ozawa S, Numasaki H, et al. Comprehensive registry of esophageal cancer in Japan, 2012. Esophagus 16: 221-245, 2019

[5] 加藤昇, 紙野建人, 山下隆史, 他. 食道原発性悪性黒色腫の1例. 癌の臨 32:1459-1465, 1986

食管失弛缓症及相关疾病的诊断

——从食管内压检查（HRM）的角度

栗林 志行[1]
保坂 浩子
中村 文彦
中山 哲雄
中田 昂
佐藤 圭吾
关谷 真志
桥本 悠
田中 宽人
下山 康之
草野 元康
浦冈 俊夫

摘要●尽管食管失弛缓症有很多可以通过上消化道内镜检查（EGD）被发现，但是与治疗方案选择相关的亚型的诊断比较困难。另外，在其他的食管运动障碍，极少在内镜检查时发现异常表现。食管X线造影检查虽然对于食管运动障碍的筛查是有用的，但对于食管失弛缓症的亚型和其他疾病的诊断，食管内压检查，尤其是高分辨率测压法（high-resolution manometry, HRM）是不可或缺的。笔者认为，在以食管失弛缓症为代表的食管运动障碍的诊断中，必须综合EGD、食管X线造影检查、HRM等的检查结果进行评估。

关键词　**食管运动障碍　食管失弛缓症　食管内压检查　高分辨率食管测压法（HRM）**

[1] 群馬大学大学院医学系研究科消化器・肝臓内科学
〒371-8511 前橋市昭和町 3 丁目 39-15

前言

对于食管失弛缓症的新的内镜治疗方法——经口内镜下肌切开术（per-oral endoscopic myotomy, POEM）的有用性被证实，在日本也开始关注食管运动障碍的诊疗。引进作为食管内压检查主流技术的高分辨率食管测压法（high-resolution manometry, HRM）的临床设施也在不断增加，由于仅通过将在HRM中被自动计算出的参数值套用诊断流程图就可以诊断，即便是食管内压检查的新手也变得可以诊断食管运动障碍。但是，实际上接受食管内压检查训练的机会极其有限，也有不少人很苦恼是否通过HRM的诊断真的可以评估出病症。另外，关于在什么样的病例HRM是有用的也很难说清楚。

本文在阐释利用HRM的食管运动障碍诊断的同时，还就HRM的必要性进行了介绍。

食管的生理功能

在食管有食管上端括约肌（upper esophageal sphincter, UES）和食管下端括约肌（lower esophageal sphincter, LES）这两处括约肌，形成高压带。LES位于食管和胃之间，防止含有胃酸的内容物反流。另外，UES位于喉和食管之间，防止胃内容物反流到呼吸道中。

当吞咽水分和食物时，随着咽部的收缩，UES松弛，吞咽的食物进入食管内。进入食管内的食物，通过由上往下传播的一级蠕动波被送到食管下部。伴随着吞咽，LES也松弛，通过一级蠕动波被运送来的食物从食管流入胃中。

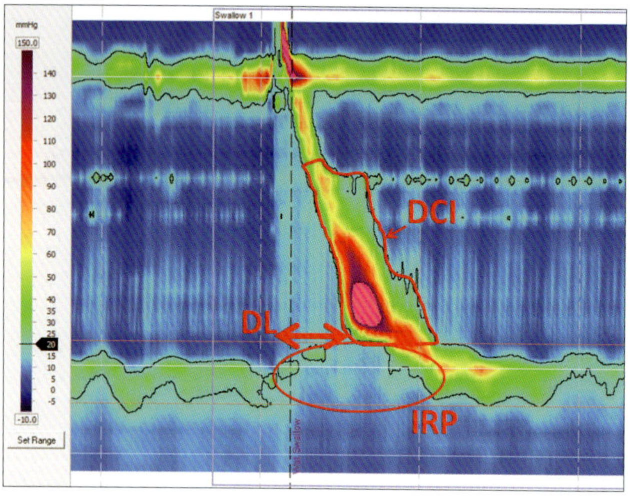

图1 显示通过HRM测得的正常的一级蠕动波和芝加哥分类的各参数的例图。在上部和下部见有高压带，上部的高压带为UES，下部的高压带为EGJ。在吞咽后，可以观察到从UES传播到EGJ的一级蠕动波。在芝加哥分类中，将吞咽后的EGJ的松弛压作为IRP，将一级蠕动波超过20 mmHg的收缩压×收缩时间作为DCI，将吞咽后一级蠕动波到达食管下部的时间作为DL，通过这些参数来评估食管运动。

食管内压检查

食管内压检查是测定食管的内压以评估食管运动的检查。食管内压测定法有灌注导管（infused catheter）法和换能器（transducer）法，前者是向细导管中以一定的速度缓慢地通入水流，通过设置于导管外的换能器测定阻碍从导管的侧沟流出水的压力的方法；后者是直接在导管上设置换能器以测定直接内压的方法。无论哪一种方法均是测定食管体部3～5处和LES、胃共5～7处的内压，以评估食管运动，此为常规测压法（conventional manometry）。

由于LES随着呼吸部位会上下变动，通过1点的压力测定很难持续测定到LES处的内压。因此，开发出了具有6 cm受压面的套管式传感器（sleeve sensor），变得可以持续测定LES处的内压了。由于该套管式传感器被用于灌注导管法，曾有一段时间使用套管式传感器的灌注导管法被作为食管内压检查的金标准施行。

近年来，开发出了以1 cm间隔配置36个传感器的HRM，并得到广泛应用。通过将一级蠕动波的各参数定量化，使得系统地评估食管运动成为可能，提出了新的食管运动障碍的分类——芝加哥分类3.0版。另外，在LES处内压的测定方面，已经开发出了表示任意间隔的最大压力的e-sleeve功能，虽然是换能器法，但也可以连续测定LES处的内压。还有，由于通过HRM有时还可以分别捕捉到LES和膈脚的收缩，因此将两者合在一起作为食管胃接合处（esophagogastric junction, EGJ）。

通过HRM的食管运动的诊断

食管运动大致可以通过两个要素来评价，一个是吞咽时EGJ的松弛，另一个是食管体部的运动。在采用HRM的芝加哥分类中，通过评估这两个要素来诊断食管运动障碍。评估吞咽时EGJ松弛的参数是综合松弛压（integrated relaxation pressure, IRP），评估食管体部运动的参数是远端收缩积分（distal contractile integral, DCI）和远端潜伏期（distal latency, DL）（**图1**）。DCI是一级蠕动波的收缩压和收缩时间相乘的指标，表示食管体部的收缩强度。另一方面，DL是从吞咽以后到一级蠕动波到达食管下部的时间，DL短意味着食管痉挛（spasm）。在以前的芝加哥分类中，此外还有表示一级蠕动波传导速度的收缩前沿速度（contractile front velocity, CFV）和食团内压力（intrabolus pressure, IBP）等也被用于诊断，但在最新的3.0版，从更加简化的目的将这些指标从诊断标准中删除，只采用IRP、DCL和

表1 芝加哥分类中的各术语的定义

收缩的强度	
failed/无	DCI<100 mmHg・s・cm
weak/减弱	100 mmHg・s・cm<DCI<450 mmHg・s・cm
ineffective/无效	failed或weak
normal/正常	450 mmHg・s・cm<DCI<8000 mmHg・s・cm
hypercontractile/过度收缩	≥8000 mmHg・s・cm
收缩的类型	
premature/过早	DL<4.5 s
fragmented/间断性	在20 mmHg的等压线上见有5 cm以上的大间断（large break），且DCI>450 mmHg・s・cm
intact/完整	不适用上述情况
食团的压力上升类型	
PEP	从UES到EGJ可以观察到30 mmHg以上的等压的压力升高
compartmentalized esophageal pressurization/隔室化食管增压	在蠕动波和EGJ之间可以观察到30 mmHg以上的等压的压力升高
EGJ pressurization/食管胃接合处增压	在LES和膈脚的位置不同的病例，在LES和膈脚之间局部性压力升高
normal/正常	无30 mmHg以上的压力升高

DCI：distal contractile integral，远端收缩积分；DL：distal latency，远端潜伏期；PEP：panesophageal pressurization，全食管增压；UES：upper esophageal sphincter，食管上端括约肌；EGJ：esophagogastric junction，食管胃接合处；LES：lower esophageal sphincter，食管下端括约肌。

〔转载自“Kahrilas PJ, et al. The Chicago classification of esophageal motility disorders, v3.0. Neurogastroenterol Motil 27：160-174, 2015”，部分有改动〕

DL 进行诊断。

具体方法是每次吞咽 5 mL 的水，共吞咽 10 次，算出各参数的值，诊断食管运动障碍。各参数的定义和诊断标准如**表 1** 和**表 2** 所示，诊断流程图如**图 2** 所示。另外，各参数的临界值（cut off value）根据所使用的 HRM 设备而不同，需要注意。以下展示在欧美使用的 ManoScan ™ 的临界值。

1. 食管失弛缓症

食管失弛缓症是一种见有 EGJ 松弛不全和食管体部蠕动波消失的疾病。在 HRM 中，IRP 增高、看不到正常蠕动波的人被诊断为食管失弛缓症。在芝加哥分类中，食管失弛缓症被分为 3 种类型：从 UES 到 EGJ 为止的整个食管观察不到压力增高（pressurization）的Ⅰ型、见有压力增高的Ⅱ型和见有痉挛的Ⅲ型，据报道在各个不同的类型治疗反应性不同。

2. 食管胃接合处流出道梗阻（EGJ outflow obstruction, EGJOO）

EGJOO 是虽然见有 EGJ 的松弛不全，但可以观察到一级蠕动波的疾病。在 HRM 中，IRP 虽然增高，但可以观察到蠕动波。

3. 收缩性缺失（absent contractility）

为一种未见 EGJ 松弛不全、观察不到一级蠕动波的疾病，被定义为：在 HRM 中，IRP 在正常范围内，无论在哪次吞咽中都是 DCI < 100 mmHg・cm・s 的疾病。也有 IRP 不增高的食管失弛缓症，在食管内潴留食团的病例和在 HRM 中见有压力增高的病例等，有必要考虑食管失弛缓症的可能性。在全身性硬皮症患者，有很多发生食管运动障碍的病例，呈现收缩性缺失的病例也不少。

表2 芝加哥分类的诊断标准

疾病	诊断标准
Type Ⅰ achalasia/Ⅰ型失弛缓症	IRP比正常上限高，且在全部的吞咽中为失效蠕动（failed peristalsis）（DCI <100 mmHg · s · cm）
Type Ⅱ achalasia/Ⅱ型失弛缓症	IRP比正常上限高，且在全部的吞咽中为失效蠕动（failed peristalsis）（DCI <100 mmHg · s · cm），且在20%以上的吞咽中有PEP
Type Ⅲ achalasia/Ⅲ型失弛缓症	IRP比正常上限高，且未见正常的蠕动波，且在20%以上的吞咽中可见DCI> 450 mmHg · s · cm的过早收缩（premature contraction）
EGJ outflow obstruction/食管胃接合处流出道梗阻	IRP比正常上限高，且可见蠕动波
absent contractility/收缩性缺失	IRP在正常范围内，且在全部的吞咽中为失效蠕动（failed peristalsis）
distal esophageal spasm/远端食管痉挛	IRP在正常范围内，且在20%以上的吞咽中有DCI>450 mmHg · s · cm的过早收缩（premature contraction）
hypercontractile esophagus/过度收缩食管（jackhammer esophagus/手钻型食管）	在至少2次以上的吞咽中DCI>8000 mmHg · s · cm
IEM	在50%以上的吞咽中无效（ineffective）
fragmented peristalsis/间断性蠕动	在50%以上的吞咽中DCI>450 mmHg · s · cm的间断性收缩（fragmented contraction）
normal esophageal motility/正常食管运动	上述的哪一个均不适用

IRP：integrated relaxation pressure，综合松弛压；DCI：distal contractile integral，远端收缩积分；PEP：panesophageal pressurization，全食管增压；IEM：ineffective esophageal motility，无效食管动力。

〔转载自“Kahrilas PJ, et al. The Chicago classification of esophageal motility disorders, v3.0. Neurogastroenterol Motil 27: 160-174, 2015”，部分有改动〕

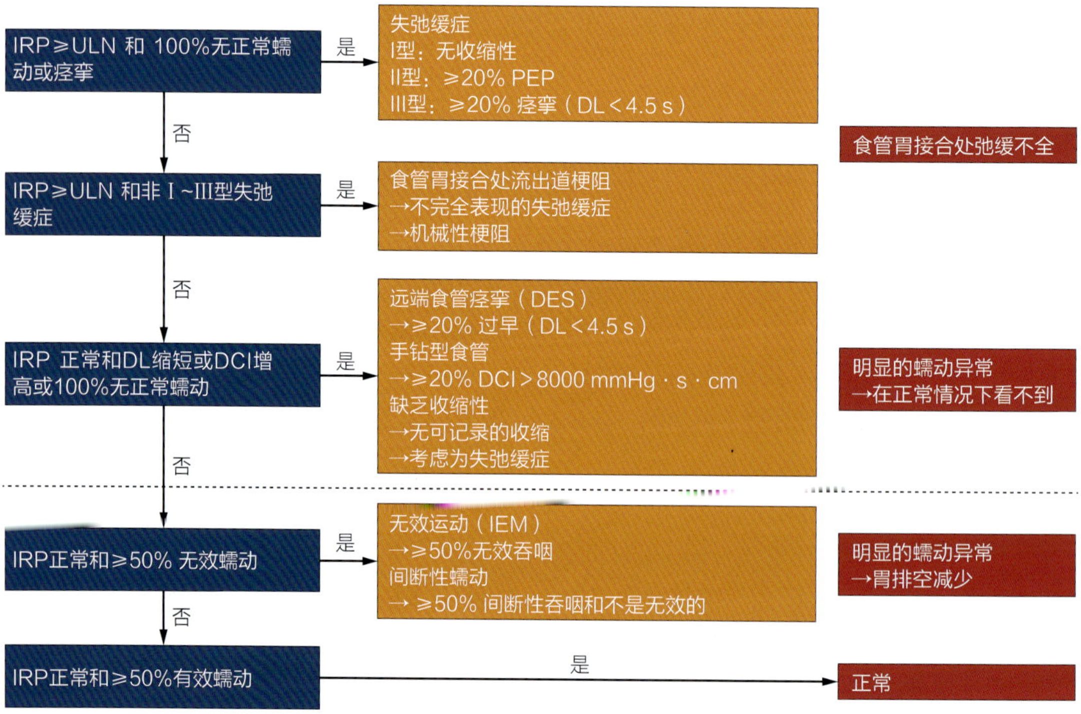

图2 芝加哥分类的诊断流程图。通过将HRM自动计算出的各参数的值进行匹配，就可以诊断食管运动障碍。

〔转载自“Kahrilas PJ, et al. The Chicago classification of esophageal motility disorders, v3.0. Neurogastroenterol Motil 27: 60-174, 2015”，部分有改动〕

表3 内镜表现和HRM诊断

HRM诊断	病例数	反流性食管炎	食管裂孔疝	食管失弛缓症的特征性内镜表现*	螺旋锥	嗜酸性粒细胞性食管炎	食管憩室
食管失弛缓症	47	2%	2%	91%	2%	6%	2%
失弛缓症以外的食管运动障碍	43	14%	16%	7%	2%	14%	2%
正常	38	16%	32%	3%	0	1%	3%

*：食管内腔的扩张、食物残渣和液体的潴留、EGJ的功能性狭窄、食管玫瑰花结（esophageal rosette）等。

4. 远端食管痉挛（distal esophageal spasm, DES）

是一种未见EGJ的松弛不全，在食管体部见有痉挛的疾病。在以前的常规测压法（conventional manometry）中被称为弥漫性食管痉挛（diffuse esophageal spasm）。被定义为：在HRM中，IRP在正常范围内，有2次以上见有DL < 4.5 s的疾病。

5. 手钻型食管（jackhammer esophagus）

是一种未见EGJ的松弛不全，见有食管体部的强烈收缩的疾病。被定义为：在HRM中，IRP在正常范围内，有2次以上见有DCI > 8000 mmHg · cm · s的疾病。近年来，据报道在手钻型食管患者中发现有嗜酸性粒细胞浸润于食管肌层的被称为嗜酸性粒细胞性食管肌炎的病症，受到人们的关注。

6. 无效食管动力（ineffective esophageal motility, IEM）

是一种未见EGJ的松弛不全，蠕动波幅降低的疾病。被定义为：在HRM中，IRP在正常范围内，满足DCI < 450 mmHg · cm · s的、见有一级蠕动波超过50%的疾病。有人指出了IEM与胃食管反流病（gastroesophageal reflux disease, GERD）之间的关联性，认为有因食管运动障碍而排空减少从而引发GERD的病例，以及因食管炎而发生食管运动障碍呈现IEM的病例。不过，由于前述的间断性蠕动（fragmented peristalsis）和IEM有时在健康的正常人也可以观察到，因此在芝加哥分类中被视为轻度食管运动障碍（minor disorders）。

7. 间断性蠕动（fragmented peristalsis）

是一种未见EGJ的松弛不全，见有蠕动波间断的疾病。被定义为：在HRM中，IRP在正常范围内，在20 mmHg的等压线上可以看到5 cm以上的中断（break），但满足DCI > 450 mmHg · cm · s，在50%以上的吞咽中可以看到1级蠕动波的疾病。

8. 正常食管动力（esophageal motility）

在芝加哥分类中，把不满足上述所有疾病定义的视为正常。

通过HRM以外的检查所进行的食管运动的评估

1. 上消化道内镜检查（EGD）

在《食管失弛缓症处置规则（第4版）》中，作为食管失弛缓症的内镜表现，列举出有食管内腔的扩张、食物残渣和液体的潴留、食管黏膜的白色化或肥厚、EGJ的功能性狭窄、食管的异常收缩波的出现、在深吸气时观察不到包括栅状血管下端在内的栅状血管的整体像、可以观察到向全周性的食管下部的放射状折叠像——食管玫瑰花结（esophageal rosette）等。除此之外，最近被报道的食管失弛缓症的内镜表现还有细条纹样结构和在装有前端附件插入EGJ时可见的日冕现象（corona appearance）等。另外，作为食管体部的运动异常的内镜表现，已知有螺旋状（corkscrew）样表现。

在通过HRM被诊断为食管运动障碍的病例，笔者等研究了在施行上消化道内镜检查（esophagogastroduodenoscopy, EGD）时可以

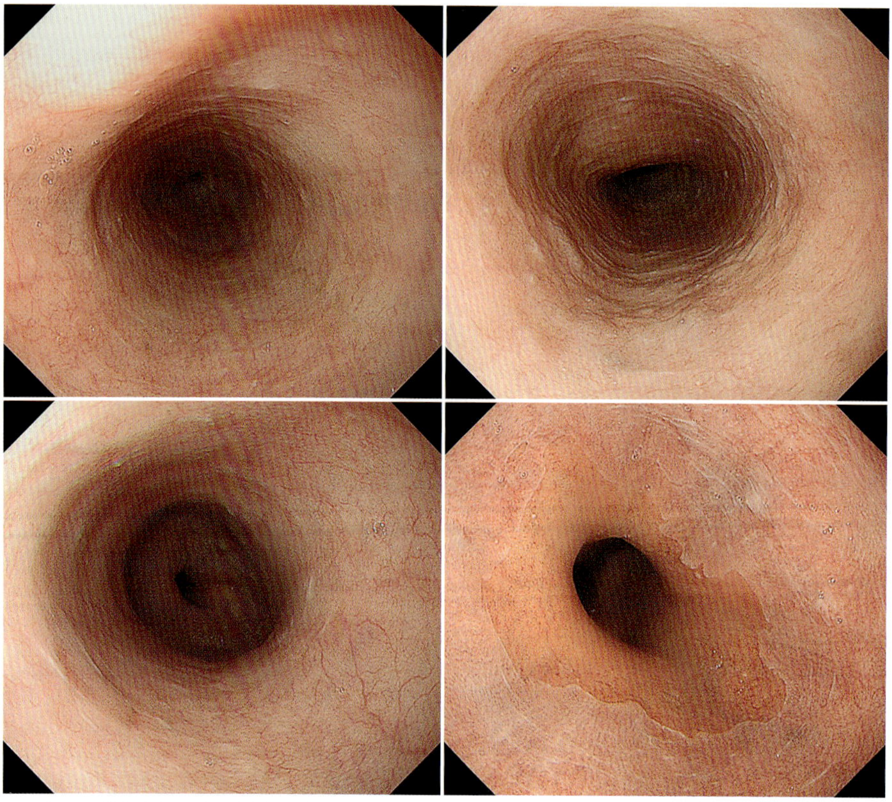

a	b
c	d

图3 因主诉胸痛而来医院就诊的60多岁男性的EGD表现。在检查中没有发现食管的异常收缩。

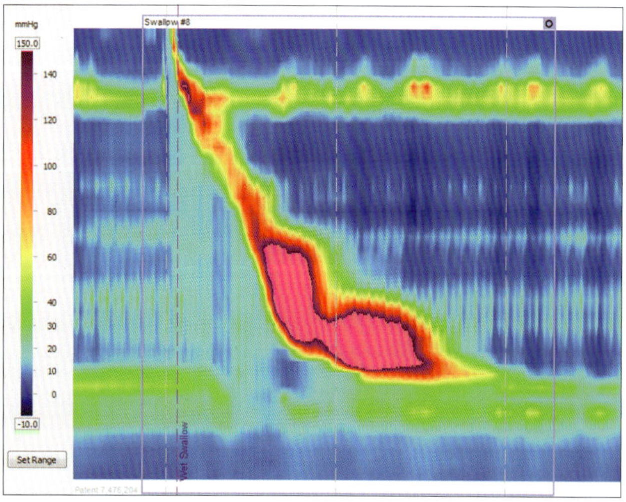

图4 与图3相同病例的HRM表现。IRP虽然正常，但多次观察到DCI > 8000 mmHg・s・cm，诊断为手钻型食管（jackhammer esophagus）。

观察到上述异常表现的频度，虽然在食管失弛缓症的病例高概率见有某种异常内镜表现，但在其他食管运动障碍见有异常表现的情况非常少（**表 3**）。还有，在见有异常内镜表现的病例，对于发现食管运动障碍来说内镜表现是有用的，但是食管失弛缓症和 EGJOO 之间的鉴别，以及 DES 和手钻型食管之间的鉴别是困难的，对于定性诊断来说需要 HRM。下面展示了

表4 食管X线造影和HRM的比较

通过HRM的诊断*	病例数	哽噎感	食管X线造影检查表现			
			顺畅传输（passed smoothly）	潴留后排空（pooled then cleared）	传输但潴留（passed but pooled）	潴留（pooled）
失弛缓症	7	100%	0	0	0	100%
无蠕动	9	67%	0	0	33%	67%
食管胃接合处流出道梗阻	7	86%	0	86%	0	14%
微弱或频繁的无效蠕动	8	88%	25%	37.5%	37.5%	0
远端食管痉挛、手钻型食管或潜伏期正常但收缩急促†	3	67%	100%	0	0	0
正常蠕动	9	89%	67%	33%	0	0

*：根据芝加哥分类2.0版的诊断。
†：潜伏期正常但收缩急促：为DL虽然正常但CFV呈高值的疾病。芝加哥分类3.0版中没有了。

在EGD和食管X线造影检查中未能指出食管运动障碍的手钻型食管的1个病例（**图3、图4**）。

2. 食管X线造影检查

在食管X线造影检查中，实际上不仅可以观察食管运动，还可以观察食管内食团的运动。在进行了HRM和食管X线造影检查的病例，笔者等比较分析了食管X线造影检查表现和HRM表现，结果发现两者一致的病例较多（**表4**）。因此，食管X线造影检查不仅对食管运动障碍的发现非常有用，还可以在一定程度上推测病症。但是，在这项研究中，DES和手钻型食管等痉挛性运动障碍（spastic motility disorders）的病例较少，能否通过食管X线造影检查鉴别DES和手钻型食管尚不清楚。另外，间断性蠕动和IEM的检出比重度食管运动障碍（major disorders）的检出困难，笔者认为对于这些轻度食管运动障碍（minor disorders）的检出/诊断来说HRM是必不可少的。

对什么样的病例应该进行HRM

如前所述，在食管失弛缓症患者，虽然通过EGD和食管X线造影检查也可检出食管运动障碍，但有不少难以检出其他疾病的情况。另外，对于食管失弛缓症亚型的诊断，以及DES和手钻型食管之间的鉴别等详细的食管运动障碍的诊断需要HRM。因此，笔者认为在怀疑为食管运动障碍的病例，基本上对所有病例都应该进行HRM。

还有，所谓的疑似食管运动障碍的病例是指主诉有进食时哽噎感和非心脏性胸痛的病例，在这样的病例应鉴别食管运动障碍。特别是在尽管主诉有胸痛，但见有在循环系统疾病见不到的“非心脏性胸痛”，且无能够成为疾病原因的胸部疾病的病例，由于食管运动障碍和GERD多是胸痛的原因，因此应积极地进行HRM。

在芝加哥分类中，不仅是食管运动障碍的评估，还提出了通过评估EGJ的形态和屏障功能来评估GERD的风险的尝试。另外，在为了评估胃食管反流的食管内pH监测和食管内阻抗/pH监测中，需要确认EGJ的位置，决定食管内pH传感器的位置。还有，对于食管排空的评估，食管运动的评估是很重要的，从质子泵抑制剂（proton pump inhibitor，PPI）抵抗性GERD患者中也包括有不少食管运动障碍的病例这一点来看，对于治疗抵抗性GERD的病症评估来说HRM也是有用的。

结语

在以食管失弛缓症为代表的食管运动障碍

的诊断中，综合性评估 EGD、食管 X 线造影检查和食管内压检查等的检查结果是非常重要的。特别是，HRM 对于食管运动障碍的正确诊断和病症评估是必不可少的。不过，因为通过食管 X 线造影检查可筛查出食管运动障碍的病例也有不少，因此笔者认为最好采取通过食管 X 线造影检查筛查出食管运动障碍，并将其介绍给专科医院的方针。

笔者认为，通过积极地对有进食哽噎感、非心脏性胸痛以及治疗抵抗性 GERD 的病例进行 HRM，可以正确地把握病症和选择适当的治疗方针。

参考文献

[1] 日本消化管学会. 食道運動障害診療指針, 南江堂, 2016
[2] Kahrilas PJ, Bredenoord AJ, Fox M, et al. The Chicago classification of esophageal motility disorders, v3.0. Neurogastroenterol Motil 27:160-174, 2015
[3] Bredenoord AJ, Fox M, Kahrilas PJ, et al. Chicago classification criteria of esophageal motility disorders defined in high resolution esophageal pressure topography. Neurogastroenterol Motil 24 (Suppl 1):57-65, 2012
[4] Kuribayashi S, Iwakiri K, Kawada A, et al. Variant parameter values-as defined by the Chicago Criteria-produced by ManoScan and a new system with Unisensor catheter. Neurogastroenterol Motil 27:188-194, 2015
[5] Kuribayashi S, Iwakiri K, Shinozaki T, et al. Clinical impact of different cut-off values in high-resolution manometry systems on diagnosing esophageal motility disorders. J Gastroenterol 54:1078-1082, 2019
[6] Pandolfino JE, Kwiatek MA, Nealis T, et al. Achalasia: a new clinically relevant classification by high-resolution manometry. Gastroenterology 135:1526-1533, 2008
[7] Sato H, Terai S. Eosinophilic esophageal myositis (EoEM) causes jackhammer esophagus, rarely posing a problem in the differential diagnosis of eosinophilic esophagitis. Am J Gastroenterol 113:1263-1264, 2018
[8] Fouad YM, Katz PO, Hatlebakk JG, et al. Ineffective esophageal motility: the most common motility abnormality in patients with GERD-associated respiratory symptoms. Am J Gastroenterol 94:1464-1467, 1999
[9] 日本食道学会(編). 食道アカラシア取扱い規約, 第4版, 金原出版, 2012
[10] Minami H, Isomoto H, Miuma S, et al. New endoscopic indicator of esophageal achalasia: "pinstripe pattern". PLoS One 10: e0101833, 2015
[11] Shiwaku H, Yamashita K, Ohmiya T, et al. New endoscopic finding of esophageal achalasia with ST Hood short type: Corona appearance. PLoS One 13: e0199955, 2018
[12] Hoshino I, Yokota H, Fukunaga T, et al. Corkscrew oesophagus on virtual endoscopy. Lancet 377:60675-60677, 2011

Summary

Achalasia and Other Esophageal Motility Disorders from the Perspective of High-Resolution Esophageal Manometry

Shiko Kuribayashi[1], Hiroko Hosaka, Fumihiko Nakamura, Tetsuo Nakayama, Subaru Nakata, Keigo Sato, Masashi Sekiya, Haruka Hashimoto, Hirohito Tanaka, Yasuyuki Shimoyama, Motoyasu Kusano, Toshio Uraoka

Abnormal esophagogastroduodenoscopy (EGD) findings are frequently observed in patients with achalasia; however, it is difficult to diagnose achalasia subtypes using EGD. Moreover, abnormal EGD findings are rarely observed in patients with esophageal motility disorders except achalasia. Although esophagography is useful for detecting esophageal motility disorders, esophageal manometry, particularly high-resolution manometry, is necessary for diagnosing esophageal motility disorders. Therefore, these disorders must be diagnosed by evaluating EGD, esophagography, and esophageal manometry findings.

[1]Department of Gastroenterology and Hepatology, Gunma University Graduate School of Medicine, Gunma, Japan

食管失弛缓症及相关疾病的诊断

——从 X 线造影的角度

畑 佳孝[1]
滨田 匠平
和田 将史
池田 浩子
小森 圭司
荻野 治荣
伊原 荣吉

摘要●由于食管高分辨率测压法（high-resolution manometry, HRM）的开发，使食管运动功能的详细评估成为可能；由于基于HRM的食管运动异常（EMD）的国际分类——芝加哥分类的提出，功能性食管疾病受到了人们的关注。虽然EMD诊断的金标准是HRM，但目前能够进行HRM检查的临床机构有限，作为筛查EMD的检查，食管X线造影检查非常值得期待。在本文中，将食管X线造影表现分为正常、串珠样、拔塞钻样、波浪样、无蠕动波等进行了研究。虽然仅通过食管X线造影表现难以鉴别EMD的各种疾病，但食管X线造影检查对EMD整体上筛查的灵敏度（73.3%）和特异性（92.7%）都是令人满意的结果。另外，需要注意的是，食管中下部憩室是怀疑EMD的重要表现之一。

关键词 食管 X 线造影检查　食管运动异常　高分辨率食管内压检查　芝加哥分类　食管失弛缓症

[1] 九州大学大学院医学研究院病態制御内科学　〒812-8582 福岡市東区馬出 3 丁目 1-1
E-mail : yo-hata@intmed3.med.kyushu-u.ac.jp

前言

近年来，由于高分辨率食管内压检查法（high resolution manometry, HRM）的开发和食管运动异常（esophageal motility disorder, EMD）的国际分类——芝加哥分类的提出，明确了诊断标准，食管运动功能引起了人们的关注。虽然在 EMD 诊断上 HRM 是金标准，但由于 HRM 的专业性和特殊性，在日本引入 HRM 的医疗机构很少。另外，HRM 不能在镇静下施行，患者对检查的依从性并不好。

另一方面，食管 X 线造影检查是已经在一般诊疗中广泛普及的检查，尽管多少会有辐射的问题，但是与需要经鼻导管插入的 HRM 相比，检查对机体的侵袭性低，患者的依从性也高。还有，食管 X 线造影检查不需要高度的专业性。考虑到本国的实际医疗情况，在 EMD 诊断时，对食管 X 线造影检查的作用非常值得期待，但是关于在基于芝加哥分类的 EMD 诊断中的食管 X 线造影检查的有用性尚未被充分研究。本文将根据笔者等迄今为止的经验，就可能有助于 EMD 诊断的代表性的食管 X 线造影表现进行阐释。

另外，在本文中，还就除了芝加哥分类 3.0 版的轻度蠕动异常（minor disorders of peristalsis）以外的、主要的 EMD——食管胃接合处流出道梗阻（esophagogastric junction outflow obstruction, EGJOO）、远端食管痉挛（distal esophageal spasm, DES）、手钻型食管（jackhammer esophagus, JE）、无蠕动进行了

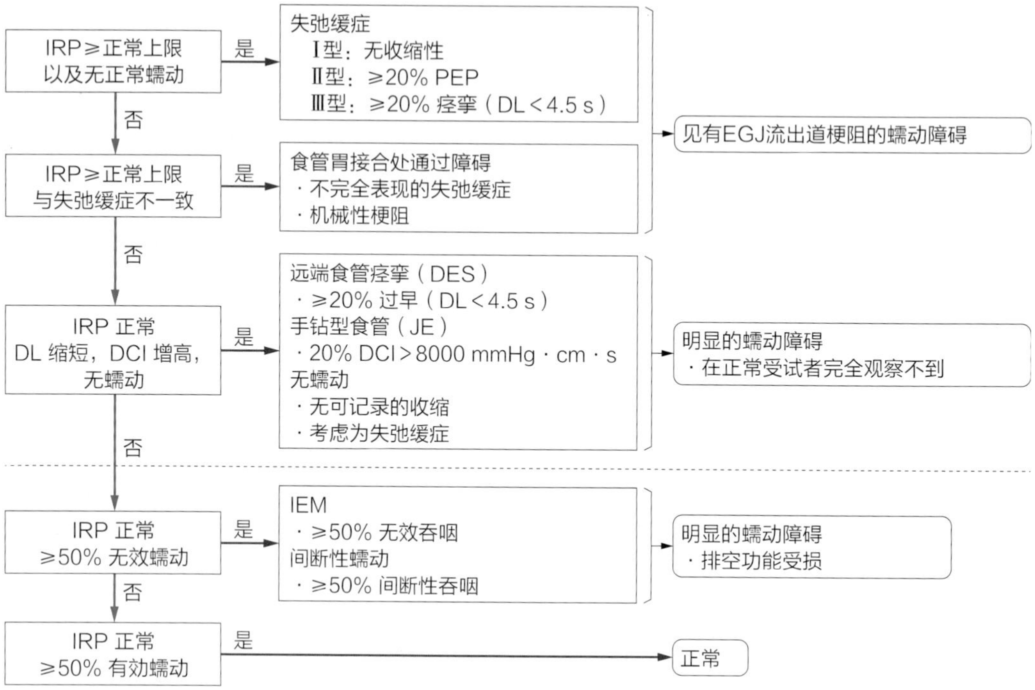

图1 使用HRM的EMD的诊断流程。

IRP：integrated relaxation pressure，积分松弛压；PEP：panesophageal pressurization，全食管加压；DL：distal lartency，远端潜伏期；EGJ：esophagogastric junction，食管胃接合处；DCI：distal contractile integral，远端收缩积分；IEM：ineffective motility，无效运动。

〔转载自"Kahrilas PJ, et al. The Chicago classification of esophageal motility disorders, v3.0. Neurogastroenterol Motil 27: 60-174, 2015"，部分有改动〕

阐述。这些疾病通过食管下端括约肌（lower esophageal sphincter, LES）松弛功能和食管体部蠕动运动的异常被定义（**图1**）。关于 HRM 的各种参数的定义和诊断方法，请参照本期中的其他论文。

食管X线造影检查

在本院对因哽噎感等而有可能是 EMD 的患者，使用 100% 硫酸钡（以下简称"钡剂"），请患者在正面方向服用第一口钡剂，确认有无钡剂潴留和蠕动波，在服用钡剂后的 30 s 进行 1 次摄影。之后，在正面、第 1 斜位、第 2 斜位分别配合钡剂的服用，每 0.5 s 连续拍摄 10 ~ 20 s，最后为了再次评估钡剂的潴留，返回到正面再拍摄 1 张照片。

在本次研究中不包括 X 线造影表现的形态学要素，使用着眼于钡剂潴留和食管壁运动的表现进行研究，将扩张、蛇行、食管裂孔疝之类的表现从研究项目中除外。

1. 正常表现

吞咽下的钡剂由于钡的重力大部分暂时移动到食管下部潴留，但通过附着在食管壁面上的钡剂，在 X 线下可辨识食管整体的形态。与此同时，伴随于吞咽，口腔侧食管收缩，出现蠕动的前沿部。之后，从口腔侧作为蠕动波慢慢向肛门侧进展下去。通常沿着蠕动波的前沿部可以一直连续追踪到 EGJ（**图2**）。另外，在正常情况下，由于伴于吞咽见有 LES 松弛反应，因此通过 LES 松弛反应和正常蠕动波出现的协调运动，大部分钡剂在 15 s 内被排出到胃内。

2. LES松弛功能评价的指标

①钡剂液面形成：

如前所述，在正常情况下，吞咽的钡剂在 15 s 内大部分被排出到胃内，但当钡剂潴留一

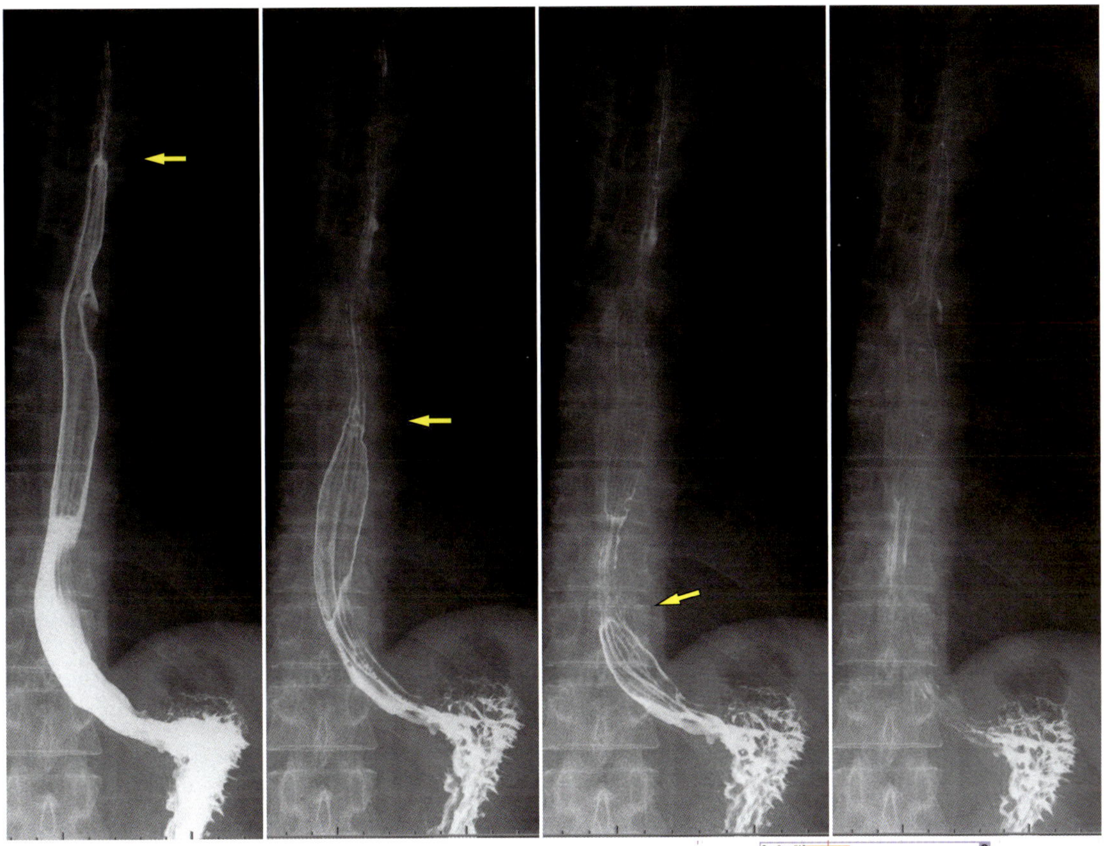

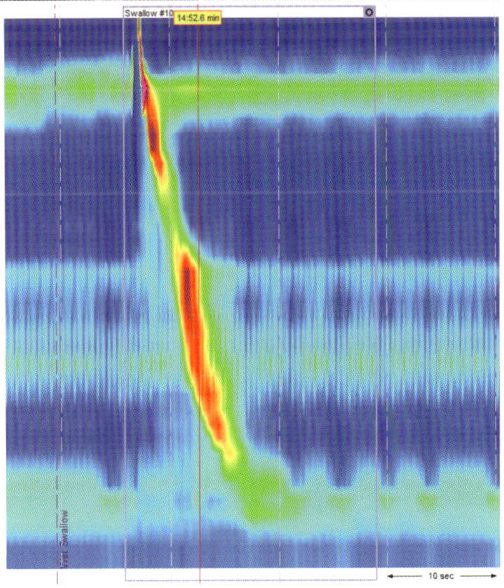

图2 正常示例的X线造影检查和HRM。
a ~ d X线造影像。黄色箭头所示的部位是蠕动前沿部的收缩，按a、b、c的顺序从口腔侧向胃侧推进。d是蠕动结束的状态。
e 同一患者的HRM像。IRP为5.7 mmHg，DCI为1854.2 mmHg · cm · s，DL为6.6 s，诊断为正常食管运动。

定量时，就能观察到由钡剂和空气导致的液面形成。本院，在服用钡剂 30 s 后进行判断（**图3**）。虽然原则上是评价 LES 松弛障碍的指标，但也有时在无 LES 松弛障碍的 EMD 中可以观察到。

3. 食管体部蠕动功能评价的指标

在解剖学上食管的口腔侧 1/3 由横纹肌构成，胃侧 2/3 由平滑肌构成。EMD 是平滑肌区产生障碍的疾病，横纹肌区不受侵犯。也就是说，在进行食管体部蠕动功能的评价时，只需

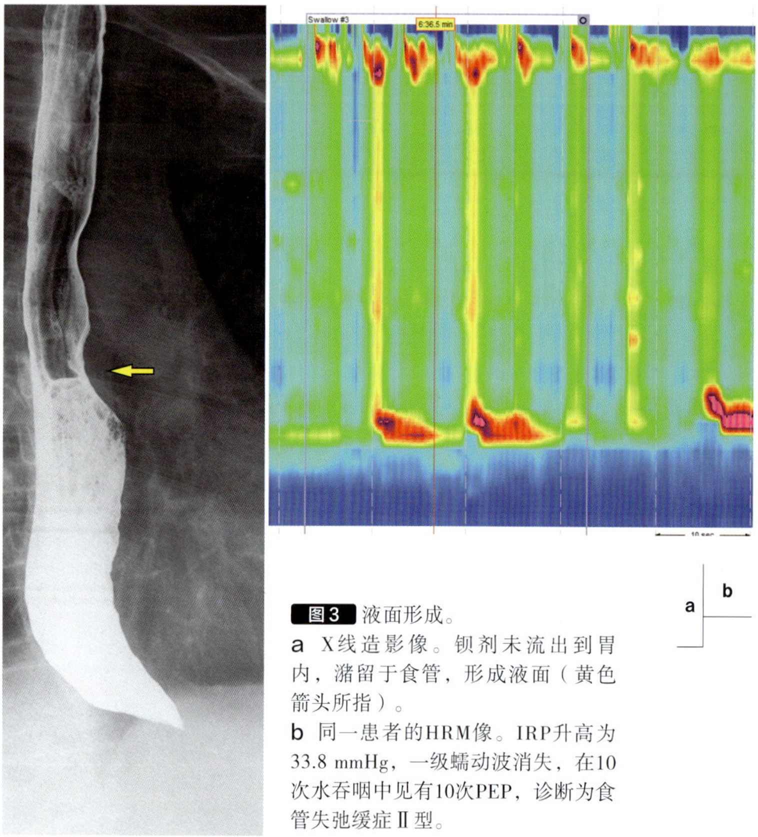

图3 液面形成。
a X线造影像。钡剂未流出到胃内，潴留于食管，形成液面（黄色箭头所指）。
b 同一患者的HRM像。IRP升高为33.8 mmHg，一级蠕动波消失，在10次水吞咽中见有10次PEP，诊断为食管失弛缓症Ⅱ型。

关注作为平滑肌区的食管体部（从胸段食管中部到肛门侧）即可。

②串珠样 / 螺旋锥样表现：

以前，虽然作为表示食管壁运动异常的术语提出过“食管蜷缩（curling）”一词，但没有得到普及。卷缩的典型表现是同步性的螺旋状或多发性环状收缩的表现，如果在食管体部整体可以观察到，被称为螺旋锥样表现；如果能观察到分节状，则被称为串珠样表现。据说这种表现多见于DES，但也是在JE和Ⅲ型失弛缓症可以观察到的表现（**图4**）。

③波浪样表现：

根据在本院的经验，虽然不是像串珠样 / 螺旋锥样表现那样明显的环状收缩，但知道可以观察到食管壁看上去像波浪状的表现，因此将这种表现定义为波浪样表现。作为与串珠样 / 螺旋锥样表现之间的不同，将收缩部食管径为非收缩部食管径的70%以上的定义为波浪样表现，不足70%的定义为串珠样 / 螺旋锥样表现。波浪样表现是在同步性收缩等过早收缩中可观察到的表现，也有时在Ⅱ型失弛缓症可以观察到。波浪样表现多见于无一级蠕动波的病例（**图5**），但即使是在EGJOO这样的一级蠕动波被保持的病例，也有时出现在蠕动波的前后。

④无蠕动波：

是正常的蠕动波传不到食管体部，食管壁松弛不动的表现。通常情况下即使是EMD，横纹肌区的蠕动也被保持着，所以确认上述刚吞咽后的蠕动前沿部，确认在食管体部区的消失是很重要的（**图6**）。在基于芝加哥分类3.0版的EMD中，一般多可以观察到无蠕动，但在失弛缓症患者有时也可以观察到。

将此次进行的上述①～④的食管X线造影表现的筛查步骤表示在流程图中（**图7**）。实际上，在液面形成的病例中，包括了呈串珠样表现、波浪样表现以及无蠕动波表现的病例，

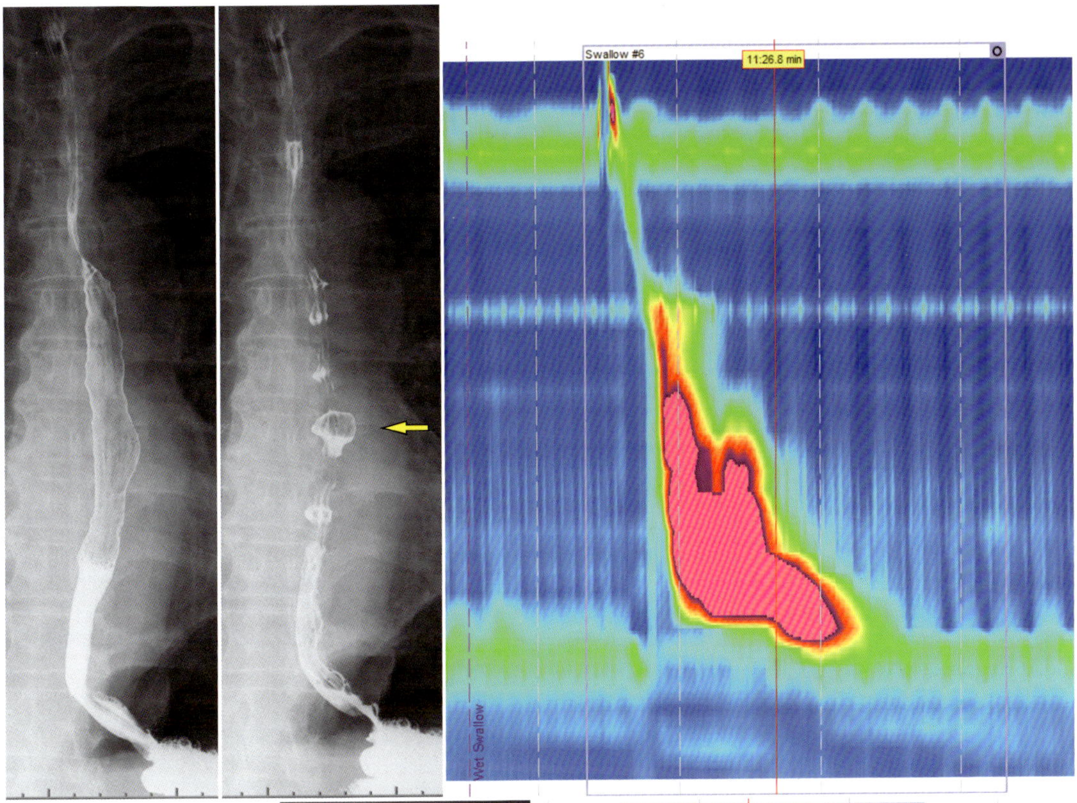

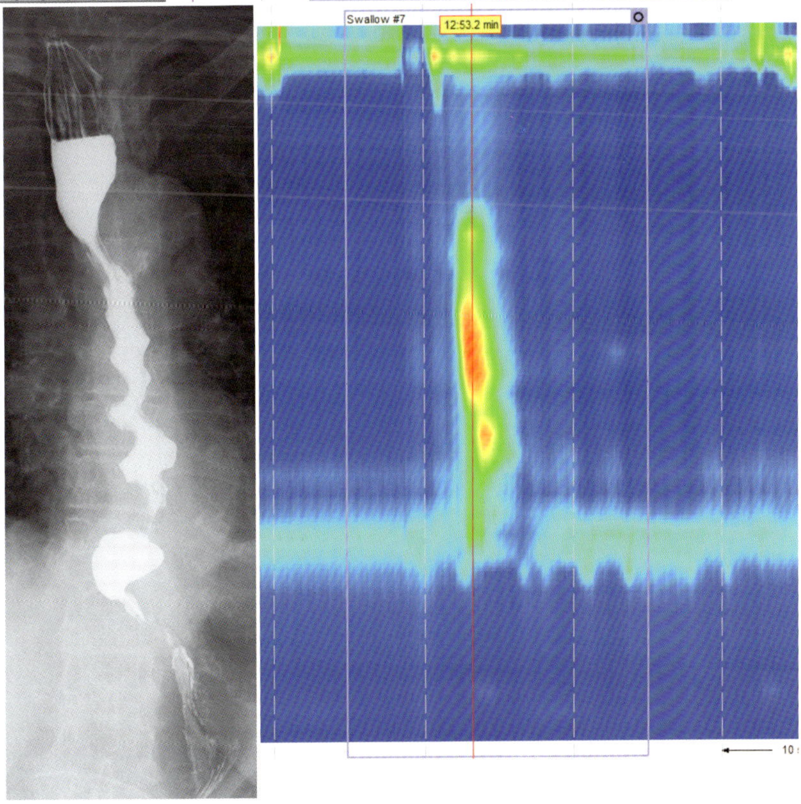

图4 串珠样/螺旋锥样表现。

a X线造影像。在食管横纹肌区见有正常蠕动波。

b X线造影像。在食管体部见有串珠样的异常收缩（黄色箭头所指）。

c a、b患者的HRM像。IRP为8.8 mmHg，DCI为12,501.9 mmHg · cm · s（10次中有9次DCI > 8,000），DL为5.3 s，诊断为JE。

d X线造影像。在食管体部见有典型的螺旋锥样表现。

e d患者的HRM像。IRP为10.9 mmHg，DCI为642.3 mmHg · cm · s，DL为3.4 s（10次中10次，DL < 4.5），诊断为DES。

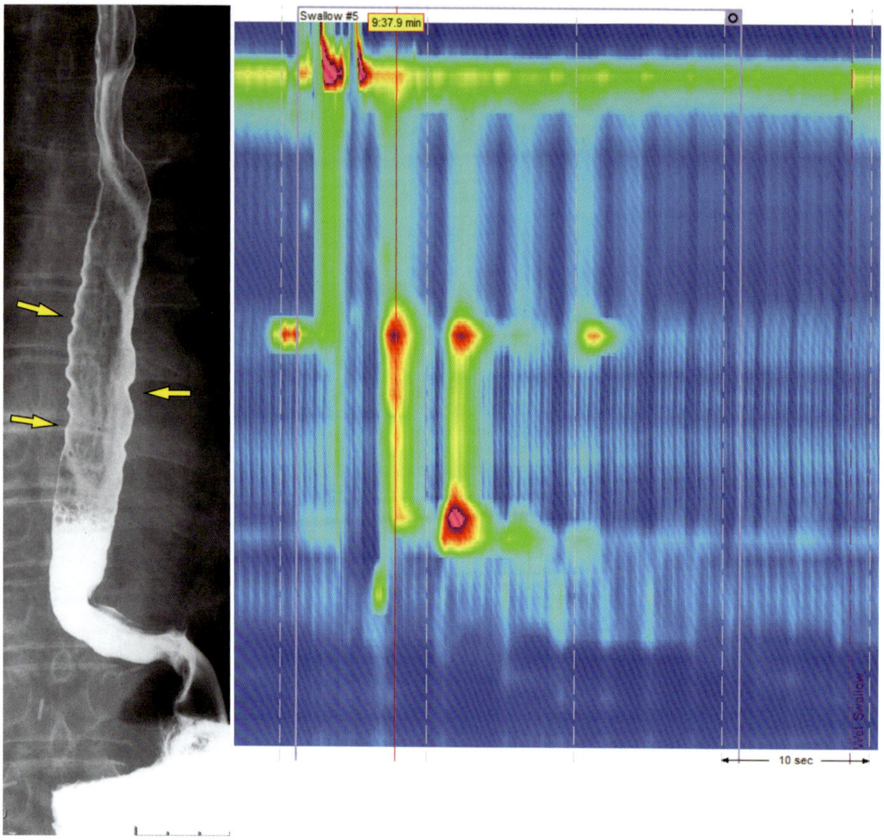

a b

图5 波浪样表现。
a X线造影像。见有食管壁微小收缩样的波浪样表现（黄色箭头所指）。
b 同一患者的HRM像。IRP为5.8 mmHg，DCI为1,448.9 mmHg · cm · s，DL为4.0 s（10次中5次，DL < 4.5），诊断为DES。

但在此次研究中，优先考虑了流程图上方的液面形成，除外了重复的 X 线造影表现。

4. 食管憩室

食管憩室本身不显示 EMD 的表现，但通过源于 EMD 的伴随于食管异常收缩的食管内压上升，在食管中下部形成压出性憩室（**图8**）。Tedesco 等报道，膈上食管憩室的 81% 合并有 EMD。据报道食管憩室的症状有哽噎感和胸痛等，但这些症状也有可能是 EMD 引起的，在见有先天性憩室以外的食管憩室，特别是中下部食管憩室的情况下，为了鉴别 EMD，推荐使用 HRM。

基于芝加哥分类3.0版的EMD的食管X线造影诊断

1. 失弛缓症

失弛缓症以 LES 松弛障碍和食管体部蠕动运动消失为特征。由于 LES 松弛障碍，在食管 X 线造影检查中的特征性表现为食管下部的鸟喙状缩窄——鸟嘴征（bird beak sign），引起钡剂的食管内潴留，可以观察到由钡剂所形成的液面。另外，一般认为由于涉及长期的经口摄取物在食管内潴留，引起食管扩张 / 蛇行。根据扩张的程度被定义为扩张度 Ⅰ（小于 3.5 cm）、扩张度 Ⅱ（3.5 cm 以上，小于 6 cm）、扩张度 Ⅲ（大于 6 cm）；蛇行的程度根据角度被定义

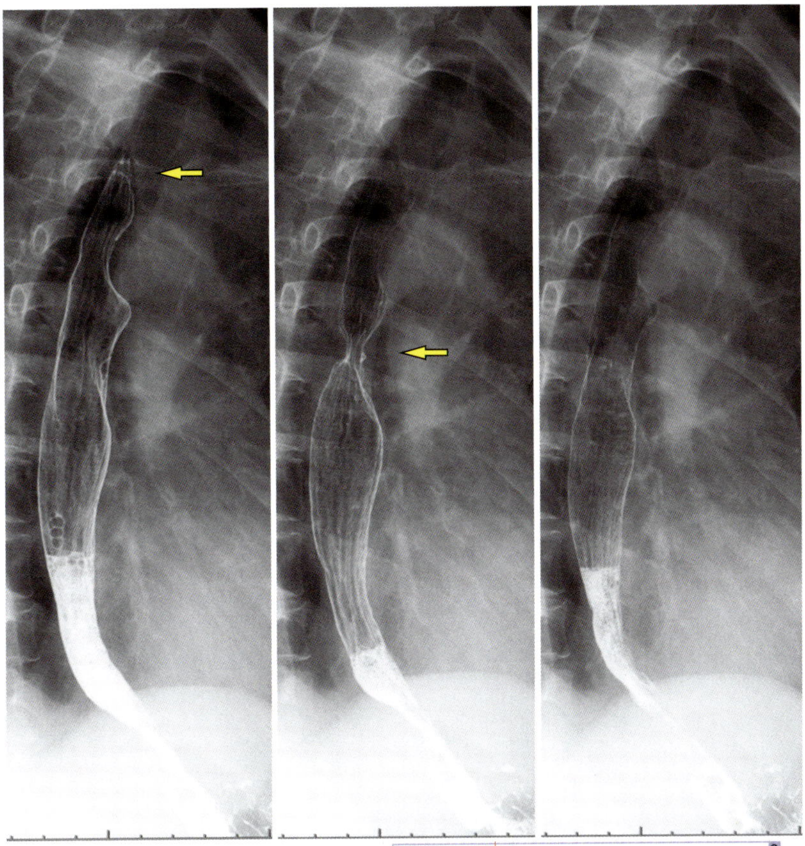

a b c

d

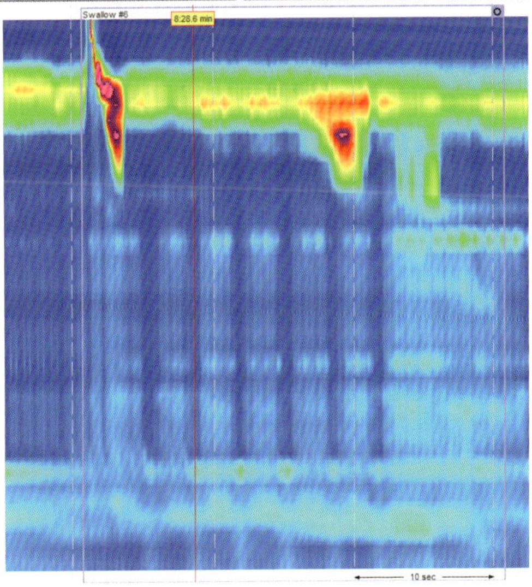

图6 无蠕动波。

a，b X线造影像。在横纹肌区的食管，可以确认如黄色箭头所示的蠕动波的前沿。

c X线造影像。在食管体部看不到蠕动波，食管壁呈现无力而松弛样的表现。

d 同一患者的HRM像。IRP为5.3 mmHg，完全看不到食管体部的蠕动，诊断为无蠕动。

为直线型（135° 以上）、S型（90° 以上，小于135° ）、进展S型（90° 以下）。另外，作为衡量钡剂潴留程度的指标，提出了定时性钡剂食管照片（timed barium esophagram），但由于与失弛缓症本身的诊断无关，其详细情况请参考文献6的报道。

虽然产生蠕动运动障碍，正常的一级蠕动运动消失，但有时仍残存未被定义为正常蠕动的食管体部收缩。根据残存的收缩的性状，在完全未见食管 X 线造影检查上的食管壁运动的病例，芝加哥分类 3.0 版的Ⅲ型失弛缓症有时也可以观察到伴有痉挛（spasm）样收缩和串珠样 / 螺旋锥样表现。

2. EGJOO

EGJOO 是一种虽然见有 LES 松弛障碍，但仍保持食管体部蠕动的疾病。与失弛缓症相比，EGJOO 的 LES 松弛障碍的程度往往较轻。还有，由于蠕动波正常，吞咽的钡剂不停滞地流向胃侧，因此在食管 X 线造影检查中很少呈现异常表现。但是，在 EGJOO 合并 DES 和 JE 等病症的情况下，有时会伴有串珠样 / 螺旋锥样表现等。

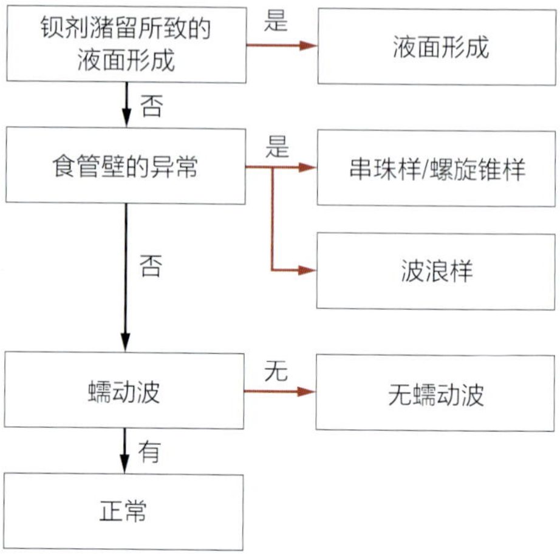

图7 筛查食管X线造影表现的流程图。

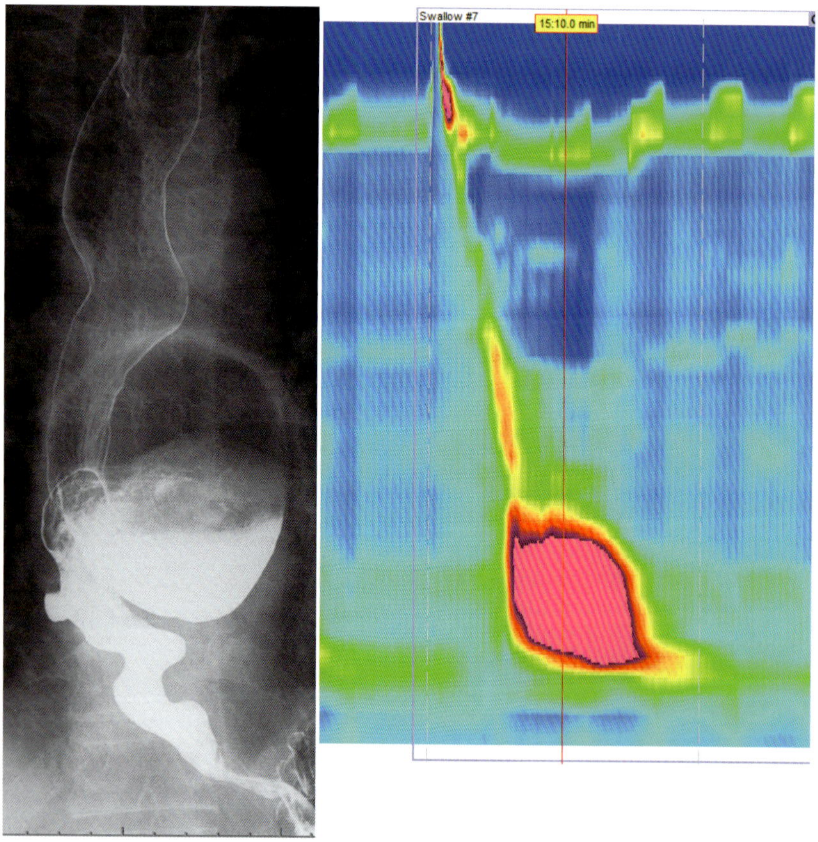

a	b

图8 膈上憩室。

a X线造影像。在食管中下部左壁见有巨大憩室，在食管下部右壁见有小憩室。另外，还可以观察到串珠样的食管壁异常。

b 同一患者的HRM像。IRP为13.1 mmHg，DCI为6272.7 mmHg · cm · s（10次中有3次，DCI > 8000），DL为4.8 s，诊断为JE。

表1 **患者背景（n = 165）**

年龄（中值）	20～87（60）岁
性别（男：女）	71：94
HRM表现	
正常	41
食管失弛缓症	
Ⅰ型	7
Ⅱ型	42
Ⅲ型	6
EGJOO	31
DES	6
JE	9
无蠕动	15
EGJOO+JE	8

EGJOO：esophagogastric junction outflow obstruction，食管胃结合处流出道梗阻；DES：distal esophageal spasm，远端食管痉挛；JE：jackhammer esophagus，手钻型食管。

3. DES

DES是以食管体部的过早收缩为特征的疾病，LES松弛功能正常。所谓的"远端"是指上述的平滑肌区。典型病例，食管X线造影表现呈螺旋锥样表现。另外，由于过早收缩可被认为是痉挛性收缩，根据其程度不同，有时也会呈食管壁的波浪样表现。

4. JE

JE是一种以在食管体部发现过多强蠕动为特征的疾病。与DES一样，在典型病例LES松弛功能正常。反映食管体部的强收缩性蠕动，有时可见有串珠样/螺旋锥样表现；另一方面，也存在有通过食管X线造影难以捕捉到异常表现的病例。

5. 无蠕动

无蠕动是食管体部（平滑肌区）的蠕动运动消失的状态，未发现LES松弛障碍。反映蠕动运动的消失，大多观察不到伴于吞咽的一级蠕动波，尽管未见LES松弛障碍，也有时见有吞咽的钡剂的潴留。

本院的食管X线造影检查对EMD诊断的有用性的研究及其讨论

以2014年1月—2019年8月为止在本院施行HRM，根据芝加哥分类3.0版被诊断为正常或食管失弛缓症、EGJOO、DES、JE及无蠕动，且施行了食管X线检查的165人为研究对象，将食管X线造影表现和HRM表现采用前面提到的根据食管X线表现的分类进行了回顾性研究。由于在EGJOO + JE的病例，JE的表现有可能出现在前面，所以不是作为EGJOO，而是作为别的诊断分开来进行了研究。

患者背景如**表1**所示，研究了各HRM表现的食管X线造影表现的比率和各食管X线造影表现的HRM表现的比率（**图9、图10**）。食管X线造影表现与各EMD之间未见显著的相关性。另一方面，在综合了以全EMD为对象的上述食管X线造影表现的情况下，灵敏度为73.3%，特异性为92.7%。EGJOO病例，在食管X线造影检查中，约70%被看作正常表现（**图9**），被认为这是EGJOO降低灵敏度的主要原因。另一方面，在见有液面形成、串珠样/螺旋锥样表现、波浪样表现、无蠕动波表现的情况下，被认为是某种EMD的可能性很高（**图10**）。然而，本研究中，结论是仅通过这些食管X线造影表现，很难确定诊断在芝加哥分类3.0版中所定义的各种EMD疾病。

其次，对于失弛缓症患者，不论是哪种亚型大多会引起钡剂液面形成，就能否通过钡剂液面形成以外的食管壁形态异常（串珠样/螺旋锥样表现、波浪样表现、无蠕动波、其他）诊断失弛缓症的亚型进行了分析。串珠样/螺旋锥样表现仅在Ⅲ型可以观察到，无蠕动波在Ⅰ型大概率可观察到。另一方面，波浪样表现在全部亚型中均可以观察到，通过食管X线造影检查进行失弛缓症亚型的确定诊断是困难的（**图11**）。

已有的报道指出，食管X线造影对HRM

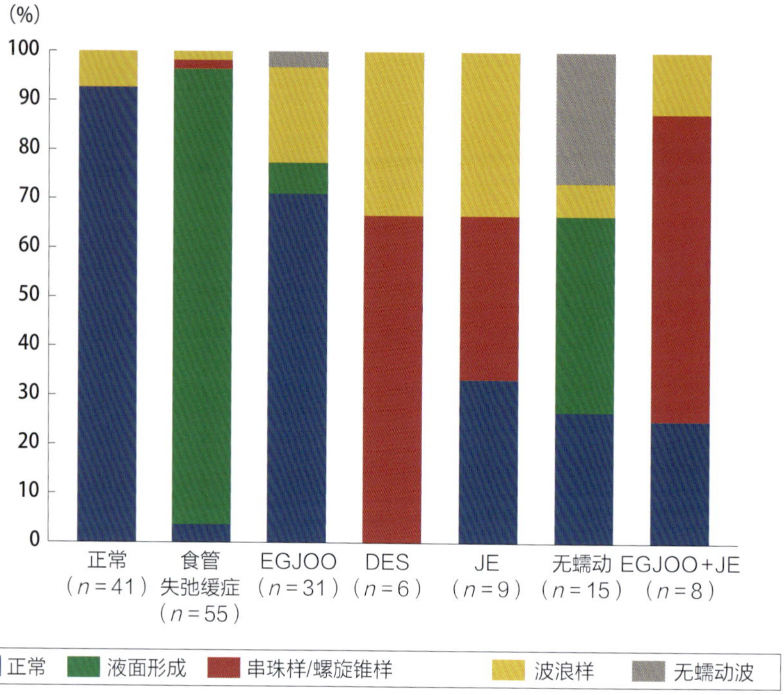

图9 各HRM表现的食管X线造影表现。

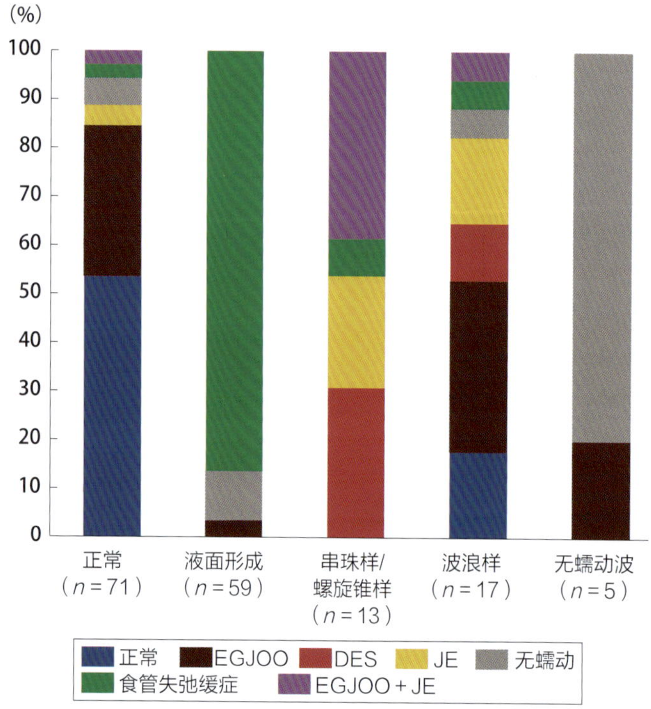

图10 各食管X线造影表现的HRM表现。

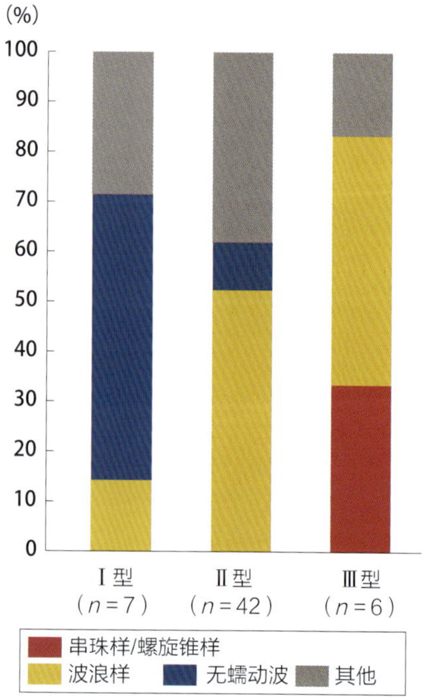

图11 各失弛缓症亚型的液面形成以外的食管X线造影表现。

诊断的灵敏度和特异性分别为 69% 和 50%。由于在本研究中包括轻度蠕动障碍（minor disorders of peristalsis）中的食管动力不足（ineffective esophageal motility）在内，因此推测会与本研究目的产生差异。另外，在通过以往的食管内压检查法进行诊断，研究食管 X 线造影表现的灵敏度和特异性的报道中，Ott 等报道，食管 X 线造影检查的灵敏度和特异性分别为 56% 和 91%，特异性与本研究基本相同。虽然是重复，但提请大家注意，除了本次进行研究的①～④的食管 X 线造影表现之外，在见有食管憩室，特别是食管中下部憩室的情况下，应该留意 EMD 为成因的可能性很高。

本研究是回顾性研究，存在以下几种局限性（limitation）。第一，由于几乎全部病例都是在通过 HRM 确定了 EMD 诊断后进行的食管 X 线造影检查，因此可能会对检查的质量带来影响，有可能存在偏差。第二，关于波浪样表现，定义还没有完全确定，在极轻度的表现的情况下，有可能带入了评价者的主观意识。在本研究中，将波浪样表现从研究项目中排除的情况下，食管 X 线造影表现的灵敏度为 62.1%，特异性为 100%，尽管灵敏度下降，但特异性提高了。为了明确以上几点，今后需要进行更大规模的前瞻性临床研究。

结语

关于食管 X 线造影检查，从简便、低侵袭性以及在一般诊疗中广泛普及的观点来看，其灵敏度尽管并不是很高，但笔者认为对 EMD 诊断有很大的帮助。伴随着 HRM 和基于芝加哥分类的 EMD 诊断的发展，今后需要进行进一步的研究，努力提高检查的灵敏度。

参考文献

[1] Kahrilas PJ, Bredenoord AJ, Fox M, et al. The Chicago classification of esophageal motility disorders, v3.0. Neurogastroenterol Motil 27:160-174, 2015

[2] 齋田幸久. 消化管画像診断—形態から機能へ. 臨画像 29:140-145, 2013

[3] 中原慶太, 馬場保昌. 食道カーリング. 胃と腸 31:358, 1996

[4] Tedesco P, Fisichella PM, Way LW, et al. Cause and treatment of epiphrenic diverticula. Am J Surg 190:891-894, 2005

[5] 日本食道学会(編). 食道アカラシア取扱い規約, 第4版. 金原出版, 2012

[6] de Oliveira JM, Birgisson S, Doinoff C, et al. Timed barium swallow: a simple technique for evaluating esophageal emptying in patients with achalasia. AJR Am J Roentgenol 169:473-479, 1997

[7] O'Rourke AK, Lazar A, Murphy B, et al. Utility of esophagram versus high-resolution manometry in the detection of esophageal dysmotility. Otolaryngol Head Neck Surg 154:888-891, 2016

[8] Ott DJ, Richter JE, Chen YM, et al. Esophageal radiography and manometry: correlation in 172 patients with dysphagia. AJR Am J Roentgenol 149:307-311, 1987

Summary

Diagnosis of Achalasia and Its Related Esophageal Motility Disorders from the Viewpoint of Barium Esophagogram

Yoshitaka Hata[1], Shohei Hamada, Masafumi Wada, Hiroko Ikeda, Keishi Komori, Haruei Ogino, Eikichi Ihara

Recently developed HRM (high-resolution manometry) has enabled us to evaluate esophageal motility in detail. As a result of the Chicago classification, EMD (esophageal motility disorders) have been recognized in clinical practice. Although HRM is the gold standard for EMD diagnosis, it is not yet widely used and is available in only few specialized hospitals in Japan. Therefore, BE (barium esophagram) is expected to play a role in screening for EMD before performing HRM. In this study, we aimed to determine the usefulness of BE in EMD diagnosis by focusing on findings, such as rosary beads, corkscrew appearance, wave appearance, or absent peristalsis. Although the findings of BE were insufficient to classify EMD into specific disorders, the sensitivity and specificity of BE for the general diagnosis of EMD was 73.3% and 92.7%, respectively. We conclude that BE could play a significant role in identifying EMD. In addition to these findings, identification of diverticula of the middle or lower esophagus is another important benefit of using BE for EMD screening.

[1]Department of Medicine and Bioregulatory Science, Graduate School of Medical Sciences, Kyushu University, Fukuoka, Japan

食管失弛缓症及相似疾病的诊断

——从内镜的角度

南 仁美[1]
井上 晴洋[2]
佐藤 裕树[3]
川崎 宽子[1]
山本 浩之
荻原 久美
中尾 一彦

摘要●近年来，随着新的低侵袭性治疗——经口内镜下肌切开术（POEM）和食管高分辨率测压法（high-resolution manometry, HRM）的开发，食管失弛缓症及其相似疾病的诊断和治疗取得了飞跃性的进步。作为运动功能异常的该疾病群，很多情况下仅凭形态学难以诊断，除了了解典型的内镜表现外，根据食管X线检查和食管内压测定等检查结果，综合把握病症是很重要的。本文将就食管失弛缓症、远端食管痉挛、手钻型（Jackhammer）食管等食管运动功能障碍的内镜表现进行概述。

关键词　食管失弛缓症　细条纹结构（pinstripe pattern）　经口内镜下肌切开术（POEM）

[1] 長崎大学病院消化器内科　〒852-8501 長崎市坂本1丁目7-1
E-mail : le7novembre@gmail.com
[2] 昭和大学江東豊洲病院消化器センター
[3] 新潟大学大学院医歯学総合研究科消化器内科学分野

食管失弛缓症及相似疾病

食管失弛缓症是由食管固有肌层内的Auerbach神经丛的变性引起的，通常是极其缓慢进展的良性功能性疾病。

关于食管失弛缓症，包括其病因和症状在内，详细情况不明的部分还很多。作为其背景疾病，据知有三联A综合征（triple A syndrome）和Down综合征等遗传性疾病，系统性红斑狼疮（systemic lupus erythematosus, SLE）和硬皮病等自身免疫性疾病，在南美因锥虫（Trypanosoma）感染而引起的查加斯病（Chagas disease）等，但其中也存在不具有特别背景疾病的患者群。即使是在失弛缓症这一单一的病名中，也被认为存在着这样的各种各样的病症，其症状和内镜表现、内压表现、食管X线透视表现等也极为多样，因此有必要在了解这些表现的基础上进行诊断和治疗。

作为对食管失弛缓症及相似疾病的新治疗法，开发出了经口内镜下肌切开术（per-oral endoscopic myotomy, POEM），使人们对该疾病群的认知有了飞跃性的提高。虽然在阐明病理和诊断学方面也取得了进步，但实际上仍有很多不明之处。笔者认为，综合自觉症状和内镜表现、内压表现、X线透视表现，在预测各病例的病症的同时进行治疗是很重要的。

疑似食管运动功能障碍的症状

1. 进食时的哽噎感，进食后的呕吐

主诉最多的是进食时的哽噎感。根据病例的不同，在从颈段食管附近到食管下部的大范围内可有哽噎感。在哽噎严重的情况下，因为

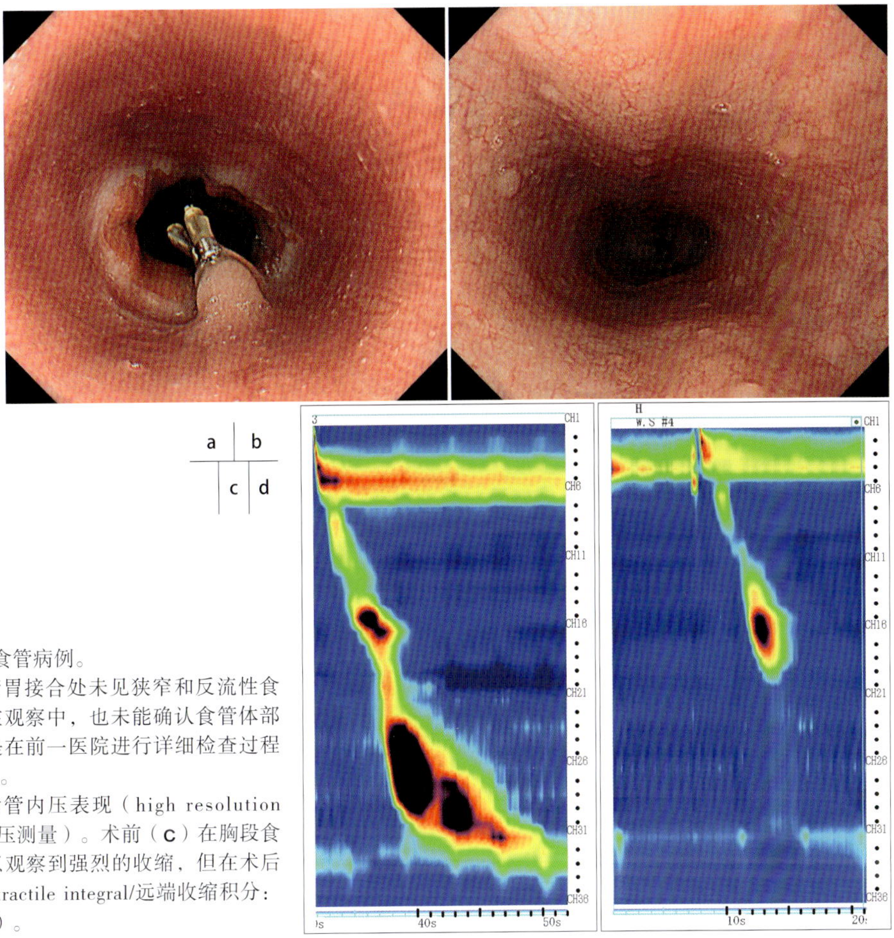

图1 ［**病例**］手钻型食管病例。
a，b 内镜像。在食管胃接合处未见狭窄和反流性食管炎的糜烂等变化。在观察中，也未能确认食管体部的异常运动（动脉夹是在前一医院进行详细检查过程中作为标记夹上去的）。
c，d POEM前后的食管内压表现（high resolution manometry/高分辨率内压测量）。术前（c）在胸段食管中部至食管下部可以观察到强烈的收缩，但在术后（d）消失（distal contractile integral/远端收缩积分：术前13538→术后1798）。

反复的呕吐有时引起体重减少和误吸性肺炎等。夜间睡觉中的呕吐（睡眠中枕头被呕吐物弄脏）也屡见不鲜，有助丁诊断。另外，有时还会加重慢性咳嗽和支气管哮喘等呼吸系统疾病。

2. 胸痛

在约半数患者可见有与进食相关的或不相关的周期性胸痛。多数在几分钟到几十分钟内自然缓解，也有很多通过吞咽冷水或温水而改善的病例。胸痛的位置也因病例不同而异，其中也有表现为咽部附近的痉挛样疼痛的病例。在胸痛先行发生的病例的情况下，笔者也经历过在未被怀疑是食管疾病的情况下进行缺血性心脏病的治疗，或被介绍到疼痛诊所的病例。

怀疑为食管运动功能障碍时建议的检查方法

食管运动功能障碍一般是认知度较低的疾病群，根据上述关键的症状，首先怀疑疾病的存在是最重要的。

首先，一般认为患者就诊消化内科或消化内镜科的情况最多，初次内镜检查具有非常重要的意义。由于有不少病例在内镜下不呈现典型表现，所以在症状明显的情况下最好进行食管内压检查和食管 X 线造影检查。

下面展示在本院经治的手钻型（Jackhammer）食管的病例。

［**病例，图1**］ 20多岁，男性。

主诉为需要急救转运的严重的胸痛。在上

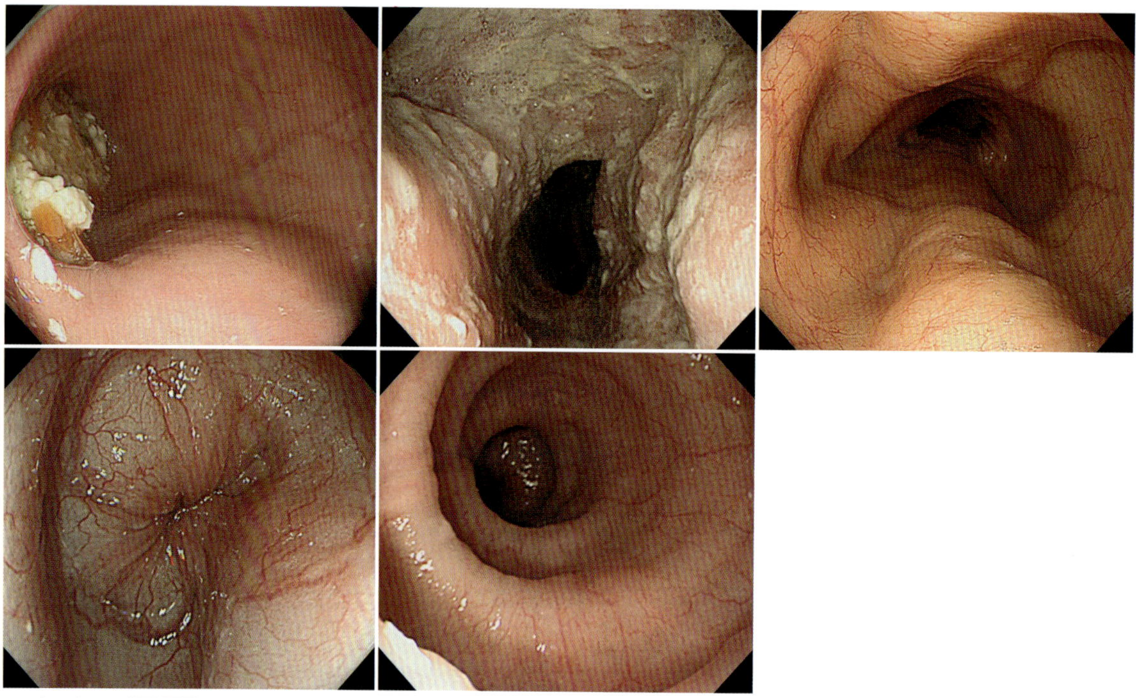

a	b	c
d	e	

图2 根据食管失弛缓症处置规则的典型的内镜像。
a 食管内的食物残渣潴留。
b 食管内的白浊的黏膜和含有念珠菌的附着物。
c 食管内腔的扩张。跨过椎体，大幅扩张。
d 食管下部的功能性狭窄。通过深吸气可以观察到食管胃接合处的栅状血管呈玫瑰花结（rosette）样。
e 食管体部的同步收缩。内环行肌呈同心圆状收缩。根据病例的不同，也有时可以观察到，内镜的通过越困难狭窄越严重。

消化道内镜检查中，虽然完全未见异常表现，但在食管内压检查中发现吞咽后食管体部的极其强烈的收缩，被诊断为手钻型（Jackhammer）食管。食管胃接合处功能无异常，通过施行食管下端括约肌保留的 POEM，症状得以消失。

各位读者有必要知道，在呈食管通过障碍症状的患者中，还有一定数量的假性失弛缓症。由于也有食管下部癌和食管胃接合处黏膜下肿瘤（submucosal tumor, SMT）等原因的情况，所以在本院对所有的病例均施行 CT 检查。

典型的内镜表现

关于典型的内镜表现在下面进行详述，但在食管失弛缓症处置规则中，将①食管内的食物残渣和水分潴留、②食管胃连接处的功能性狭窄、③食管黏膜的增厚 / 白浊化、④食管内腔的扩张、⑤食管体部的异常收缩这 5 种表现作为代表性的表现（**图2**）。另外，将黏膜表层的细小皱襞作为细条纹结构（pinstripe pattern, PSP；**图3**），一并进行了研究。

在本院研究中的各表现的有表现率如**表1**所示。食管内的食物残渣和水分潴留被认为是比较容易辨识的表现，有表现率为 41.1%。另外，有内镜经验 3 年、9 年、11 年、20 年的 4 名医生分别判断各表现的有无，研究了在食管失弛缓症各表现上的诊断一致率。在预计诊断一致率较高的食管内食物残渣和水分潴留方面，其 k 值为 0.6861，在其他指标中只有 PSP 的 k 值为 0.6098，为比较高的结果（**表2**）。

食管的扩张和食管胃接合处的功能性狭窄（仅以报道中有记载的病例为对象）在明显的情况下虽然可以作为可靠的指标，但缺乏客观性，易于受手术者经验的影响。相对于此，PSP在常规内镜检查中也容易判断，由于不需要深吸气等，在深度镇静状态（deep sedation）下也能判断。

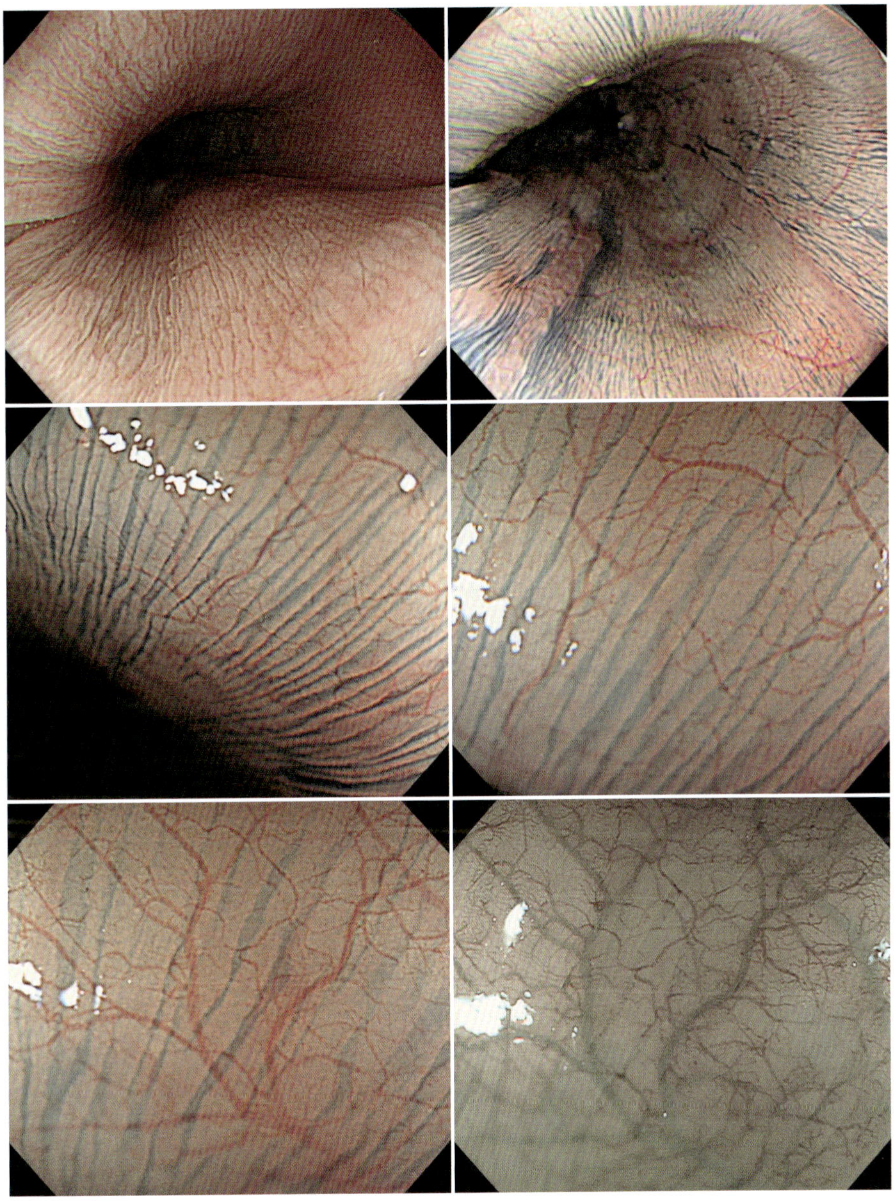

a	b
c	d
e	f

图3
a，b 细条纹结构（PSP）。食管表面的极细小的纵行皱襞结构的常规内镜像（a）和靛胭脂喷洒后（b）。通过喷洒靛胭脂变得更清晰，但在常规观察下也可以辨识。
c～f PSP的常规白光近距放大像（c～e）和窄带成像（narrow band imaging, NBI）近距放大像（f）。可以观察到黏膜表面的细小的栅栏状皱襞。

在本院的研究中，PSP在病史10年以下的比较短的患者中也有62.5%呈阳性；在未见食物残渣潴留的病例中也有71%可以观察到PSP。在全部病例的84.5%中见有食物残渣和PSP的至少一种，换言之，根据这两种表现可以筛查出84.5%的患者。另外，除了食管失弛

表1 有表现率

表现	有表现率
食管内的食物残渣和水分潴留	41.1%
食管胃接合处的功能性狭窄	16.1%
食管黏膜的增厚/白浊化	94.6%
食管内腔的扩张	41.1%
食管体部的异常收缩	43.9%
细条纹结构（PSP）	66.0%

表2 表现一致率

表现	*k*值
食管内的食物残渣和水分潴留	0.686 1
食管胃接合处的功能性狭窄	0.028 5
食管黏膜的增厚/白浊化	0.279 7
食管内腔的扩张	0.028 5
食管体部的异常收缩	0.279 7
细条纹结构（PSP）	0.609 8

缓症患者以外，没有呈 PSP 的病例，一般认为 PSP 是简便且可靠的判断指标。

关于内镜检查的各表现在下面进行详述。

1. 食管内的食物残渣和水分潴留

食管内无残渣的状态是正常的，在存在少量的泡沫和黏液以外的潴留物的情况下，有必要考虑通过障碍的可能性。这种情况下，为了排除包括食管癌在内的器质性病变，需要进行认真观察。

2. 食管胃结合处的功能性狭窄（esophageal rosette）

这是一个难以客观性评价的观察项目，而且在食管失弛缓症也并不一定有重现性，但是根据病例的不同，在通过食管胃接合处时有时会感觉到明显的阻力，是为怀疑通过障碍的表现。在典型病例，深吸气时可以观察到食管下部的栅状血管呈玫瑰花结（rosette）样。

3. 食管黏膜的增厚/白浊化

据知，由于食管内潴留的食团和液体所致的物理性刺激，食管黏膜表面会引起严重的炎症，导致增厚 / 白浊化。

4. 食管内腔的扩张

由于潴留的内容物而食管扩张，一般认为在一定程度上与病程的长度成正比，在扩张严重的情况下，可以推测是潴留的程度严重或病程较长。

5. 食管体部的异常收缩

在芝加哥分类的 3 型失弛缓症，所谓的严重失弛缓症（vigorous achalasia）和远端食管痉挛（distal esophageal spasm, DES），有时见有典型的同步收缩。

6. 细条纹结构（PSP）

由于食管黏膜上皮的波浪形的增厚，可以观察到沿着表面纵行的细小的皱襞。通过喷洒靛胭脂变得更加清晰，但即便在喷洒色素前也能很容易辨认。Sato 等报道，通过 POEM 手术中采取的组织进行了详细的组织学检查，反映了食管黏膜上皮的细微的波浪状变化。

根据在 POEM 后 PSP 在肌层切开处消失，笔者认为这与包括异常收缩在内的内环行肌的收缩有关。在未见典型的扩张和残渣等的比较初期的病例也多为阳性，笔者认为有助于提高食管失弛缓症初期的检出率。

结语

关于食管失弛缓症及相似疾病，目前有待阐明的部分很多仍在研究中。一般认为其病因多样，病症也多种多样。即使是同一种疾病，其病型和经过也是极为多样，对各个病例进行详细的分析，在探讨治疗方针上也是很重要的。

参考文献

[1] Inoue H, Minami H, Kobayashi Y, et al. Peroral endoscopic myotomy (POEM) for esophageal achalasia. Endoscopy 42:265-271, 2010

[2] 日本食道学会(編). 食道アカラシア取扱い規約, 第4版. 金原出版, 2012

[3] Minami H, Isomoto H, Miuma S, et al. New endoscopic indicator of esophageal achalasia: "pinstripe pattern". PLoS One 10:e0101833, 2015

[4] Iwakiri K, Hoshihara Y, Kawami N, et al. The appearance of rosette-like esophageal folds ("esophageal rosette") in the lower esophagus after a deep inspiration is a characteristic endoscopic

finding of primary achalasia. J Gastroenterol 45:422-425, 2010
[5] Sato H, Takahashi K, Nakajima N, et al. Full-layer mucosal histology in achalasia : Histological epithelial wave is characteristic in "pinstripe pattern"-positive achalasia. Neurogastroenterol Motil 30: e13168, 2018

Summary

Diagnostics of Benign Esophageal Functional Disorders —Endoscopic Prospect

Hitomi Minami[1], Haruhiro Inoue[2], Hiroki Sato[3], Hiroko Kawasaki[1], Hiroyuki Yamamoto, Kumi Ogihara, Kazuhiko Nakao

Diagnostic and therapeutic strategies for esophageal achalasia and related diseases such as distal esophageal spasm and jackhammer esophagus have radically evolved owing to the introduction of POEM and high-resolution manometry. Comprehensive studies via endoscopy, barium esophagography, and manometry are mandatory to understand the pathology and select appropriate treatment approach to these functional disorders. In this article, typical endoscopic findings of esophageal achalasia and related diseases are reviewed.

[1] Department of Gastroenterology and Hepatology, Nagasaki University Hospital, Nagasaki, Japan
[2] Digestive Disease Center, Showa University Koto Toyosu Hospital, Tokyo
[3] Department of Gastroenterology and Hepatology, Niigata University Graduate School of Medical and Dental Sciences, Niigata, Japan

用剪型刀于内镜下切除的巨大食管纤维血管性息肉1例

山崎 健路[1] 丸田 明范 九嶋 亮治[2]
吉田 泰之[1] 小泽 范高 嶋田 贵仁
吉田 健作 入谷 壮一 永野 淳二
安藤 畅洋 岩田 圭介 清水 省吾
片山 雅贵[3] 岩田 仁 清水 雅仁[4]

第58次“胃与肠”大会病例
[1] 岐阜県総合医療センター消化器内科
〒500-8717 岐阜市野一色4丁目6-1
E-mail : kenjiyamayama@yahoo.co.jp
[2] 滋賀医科大学臨床検査医学講座（附属病院病理診断科）
[3] 岐阜県総合医療センター病理診断科
[4] 岐阜大学医学部消化器病態学

摘要●患者70多岁，女性。以意识消失为主诉来急诊门诊就诊，当时通过胸部CT指出有食管肿瘤。在施行上消化道内镜检查时，在颈段食管发现了具有基部的长径稍小于10 cm的有蒂病变。病变的大部分被扁平上皮所覆盖，但病变边缘呈鳞状外观。作为诊断性治疗，用剪型刀在全身麻醉下施行了内镜切除。使用剪型刀可以获得稳定的视野，能够安全地施行整个病变的切除。根据组织病理学表现诊断为纤维血管性息肉（fibrovascular polyp）。鳞状外观被认为是病变边缘与食管内腔面之间的摩擦所引起的“热损伤”，是附属于食管纤维血管性息肉的罕见的肉眼表现。

关键词 纤维血管性息肉 有蒂息肉 鳞状外观 脂肪肉瘤 内镜切除

前言

食管纤维血管性息肉（fibrovascular polyp, FVP）是好发于食管近端的罕见的肿瘤样病变。病变常常超过10 cm，有时在比较大的生长状态下被发现，也被称为巨大食管纤维血管性息肉（giant fibrovascular esophageal polyp）。据报道，大多呈带蒂肿瘤，因病变的可动性而成为窒息的原因。本文报道以意识消失为契机来急诊门诊就诊，通过CT在食管发现肿瘤，用剪型刀施行内镜切除的巨大食管FVP病例。

病例

患　者：70多岁，女性。

主　诉：意识消失。

现病史：2018年×月，因暂时性意识消失而来急诊门诊就诊，由于在当时施行的CT中指出有食管病变，被介绍到本科就诊。

既往史：无特别需要记录的事项。

嗜　好：有时饮酒，无吸烟史。

现　症：血压124/78 mmHg，脉搏72/min，体温36.2 ℃。结膜无贫血，无黄疸。

胸　部：听诊叩诊上部，无异常。

腹　部：柔软，未触知肿瘤。

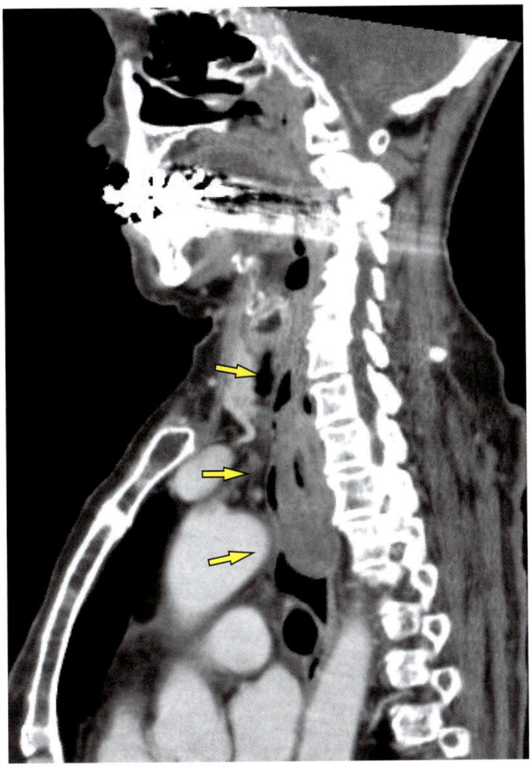

图1 胸部造影CT像（矢状面）。见有从食管入口附近沿长轴方向长径10 cm左右的肿瘤（黄色箭头所指）。

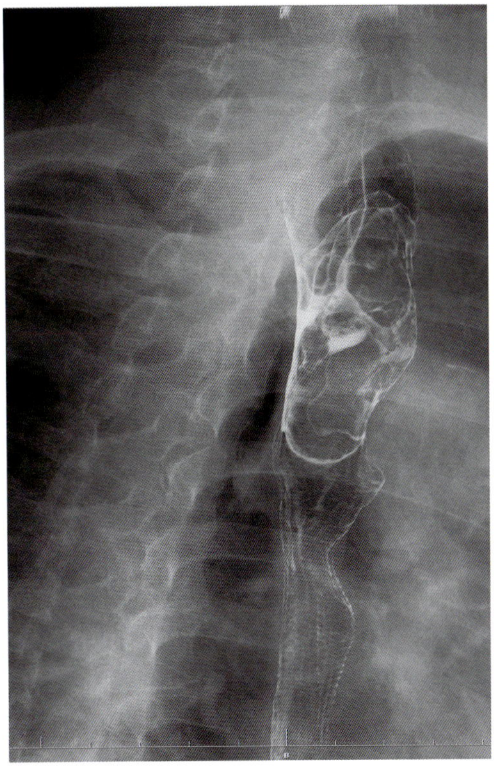

图2 食管X线造影像（第一斜位）。从颈段食管到胸段食管中部见有长径10 cm左右的肿瘤。表面大部分平滑，但在病变的中央可以看到钡剂潴留的区域。

胸部造影 CT（图1） 见有从食管入口部附近开始长约 10 cm、在长轴方向下垂的隆起性病变。

食管造影（图2） 从颈段食管到胸段食管中部，在长轴方向见有约 10 cm 长的隆起性病变；表面大部分平滑，但在病变的中央可以看到钡剂潴留的区域。

上消化道内镜检查（esophagogastroduodenoscopy, EGD；图3） 在白光观察中，在颈段食管发现有基部并沿长轴方向发育的有蒂病变（**图3a**）。病变在横轴方向呈"く"形弯曲的形态。病变呈占据食管内腔样存在，但与病变的大小相比，有着比较细的蒂，具有可动性。病变的大部分平坦，被扁平上皮所覆盖（**图3b**），但病变的边缘呈鳞状/水疱样外观（**图3c**）。病变整体在碘染色中深染（**图3d**）。呈鳞状花纹的区域由具有透明感的结节状/颗粒状的隆起组成，在窄带成像（narrow band imaging, NBI）放大观察中见有伸长的上皮乳头内毛细血管袢（intraepithelial papillary capillary loop, IPCL），但在血管表现上未发现口径不同或形状不均一表现（**图3e**）。

经过 根据病变部位位于食管的近端，呈有蒂肿瘤的形态，怀疑是 FVP。作为鉴别疾病列举出脂肪肉瘤、神经鞘瘤。虽然缺乏吞咽障碍和通过障碍等自觉症状，但意识消失的原因有可能是具有可动性的带蒂病变引起的气道阻塞，考虑到今后的窒息风险，作为诊断性治疗决定进行切除。

由于蒂的附着部位于颈段食管，所以预定在全身麻醉下进行内镜切除。虽然一开始尝试了圈套切除术，但由于病变的大小，无法让病变进入圈套内，所以放弃了圈套切除术。

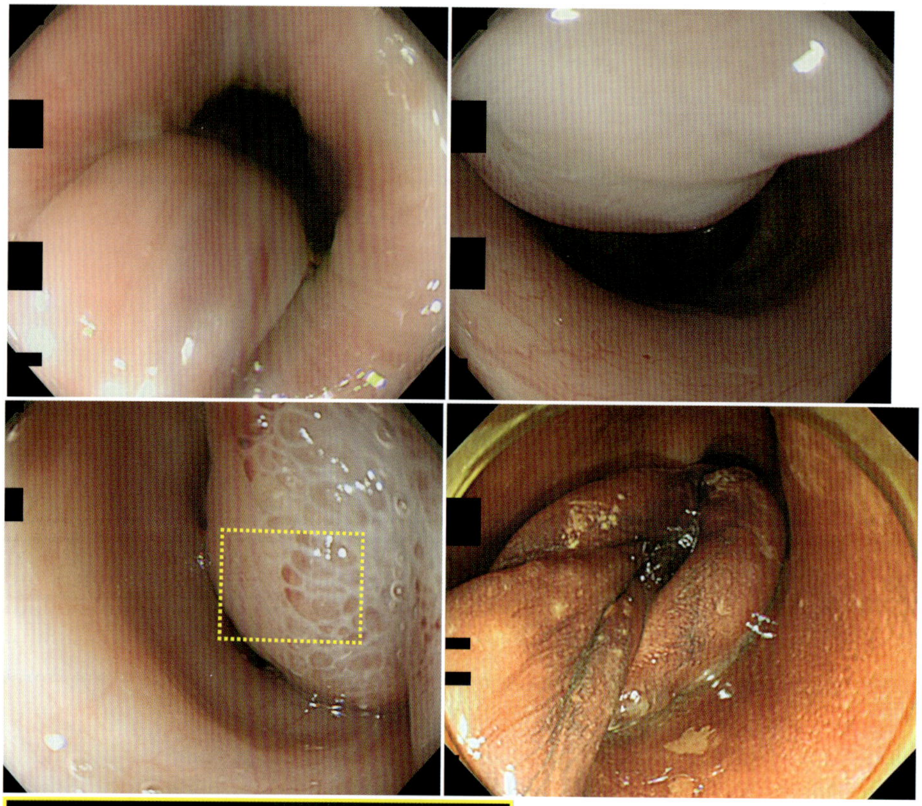

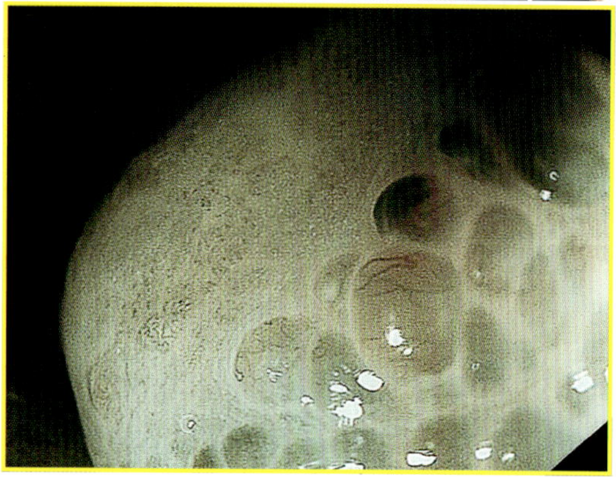

a	b
c	d
	e

图3

a EGD像（白光）。在颈段食管可见具有基部并沿长轴方向发育的带蒂的隆起性病变。

b,c EGD像（白光）。隆起性病变的表面平坦，被扁平上皮所覆盖（**b**）。病变的边缘呈鳞状/水疱样外观（**c**）。

d EGD像（碘染色）。通过碘染色，整个病变被浓染。病变在食管内腔在横轴方向呈“く”字形弯曲的形态。

e NBI中倍放大像（**c**的黄框部）。呈鳞状花纹的区域由有透明感的结节状/颗粒状隆起组成，IPCL的血管虽然呈现被拉伸的形态，但未见口径不同或形状不均一表现。

由于病变的蒂部与肿瘤大小的比例比较清晰地可以辨识，因此决定使用剪型刀（SB-knife GX，住友电木公司制造）进行内镜切除。首先，为了预防出血，在基部留置了金属夹。接着，使用剪型刀，使用高频装置 VIO300D（Erbe 公司制造），用电切波（Endo cut Q，effect 1）切除蒂部；另外，为了止血和预防出血，适当使用了软凝血模式 soft coagulation mode（effect 5，40 W）。术中出血极少。整块切除病变，将病变挂在内镜软性外套管的前端上进行回收。

新鲜切除标本和固定标本（图 4） 病变直径为 80 mm × 20 mm。病变为沿长轴方向伸展的病变（**图 4a，b**），在横轴方向呈弯曲样的形态（**图 4c，d**）。弯曲的病变的外侧边缘呈鳞状形态（**图 4d，黄色虚线部分**）。

组织病理学表现 代表性切片的切出部位

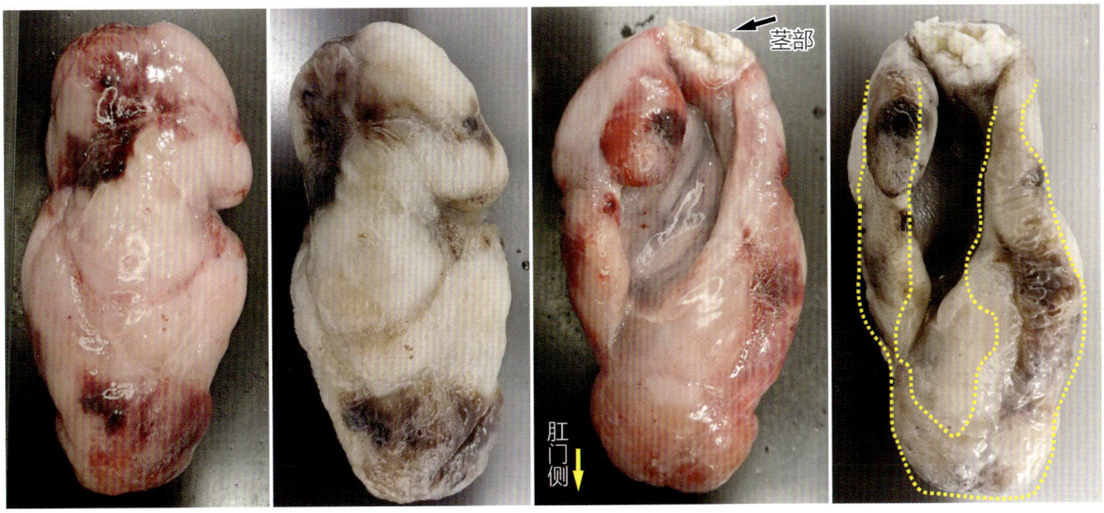

a b c d

图4 新鲜切除标本（a，c）和固定标本（b，d）。病变的大小为80 mm×20 mm。呈光滑表面的区域占大半，但病变的边缘呈鳞状的黏膜花纹（d，黄色虚线部分）。在食管内腔沿横轴方向呈“く”字形弯曲的形态（c，d分别为a，b的相反方向的像）。

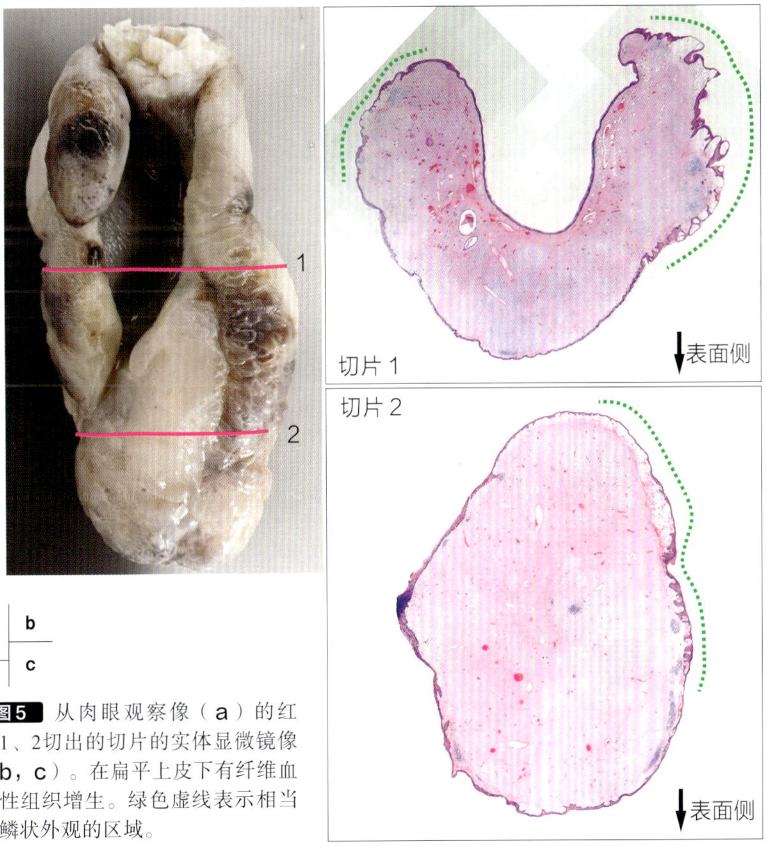

a b c

图5 从肉眼观察像（a）的红线1、2切出的切片的实体显微镜像（b，c）。在扁平上皮下有纤维血管性组织增生。绿色虚线表示相当于鳞状外观的区域。

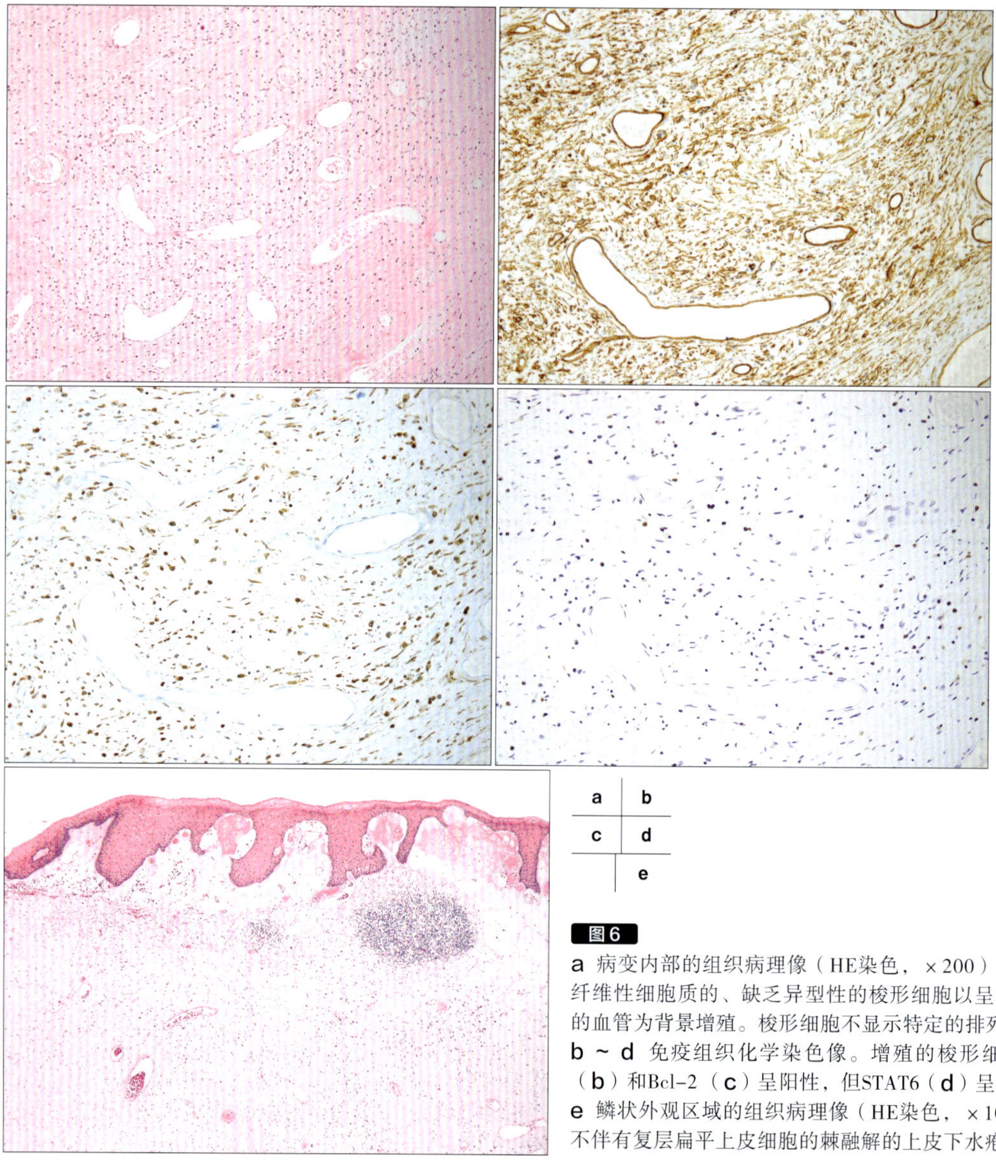

a b
c d
e

图6

a 病变内部的组织病理像（HE染色，×200）。具有微细纤维性细胞质的、缺乏异型性的梭形细胞以呈不规则分支的血管为背景增殖。梭形细胞不显示特定的排列和分化。

b ~ d 免疫组织化学染色像。增殖的梭形细胞的CD34（b）和Bcl-2（c）呈阳性，但STAT6（d）呈阴性。

e 鳞状外观区域的组织病理像（HE染色，×100）。形成不伴有复层扁平上皮细胞的棘融解的上皮下水疱。

（切片 1、2）和实体显微镜像如**图 5** 所示。绿色虚线表示相当于**图 4d** 的鳞状外观的区域。病变被非肿瘤性的食管复层扁平上皮所覆盖，在上皮下具有微纤维性细胞质的、缺乏异型性的梭形细胞以呈不规则分支的血管为背景增殖（**图 6a**）。在 HE 染色切片上，向特定细胞的分化不明显。在免疫染色中，梭形细胞的 CD34 和 Bcl-2 呈阳性（**图 6b，c**），S100、αSMA、C－KIT、DOG1、NF、GFAP、MDM2、CDK4 和 STAT6 （**图 6d**）呈阴性。无 β-catenin 蛋白的核内转移，Ki-67 阳性细胞不到 1%。

根据以上结果，作为软组织肿瘤无法给出特定的诊断名，根据内镜表现、肉眼表现和组织病理学表现诊断为 FVP。另外，与呈鳞状 / 水疱样外观的区域一致，复层扁平上皮和上皮下成分未呈棘融解而解离，形成了“上皮下水疱”（**图 6e**）。

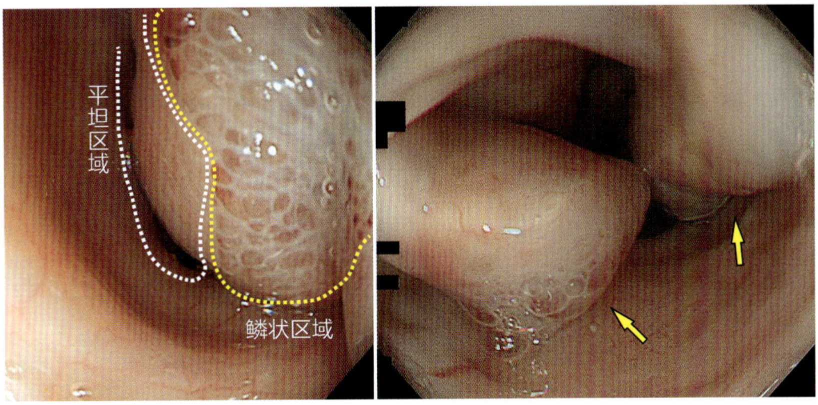

a | b

图7 鳞状/水疱样外观区域的内镜像。
a 黄色虚线部分与鳞状区域一致，白色虚线部分与被非肿瘤性扁平上皮所覆盖的平坦区域一致。
b 病变的边缘与食管内腔面之间产生摩擦（黄色箭头所指）。

经过 在治疗的第二天开始进食。无术后出血、迟发性穿孔等并发症，在住院后第五天出院了。

讨论

食管 FVP 是比较罕见的发生于食管近端的肿瘤样病变。以往是被称为食管的脂肪瘤（lipoma）、纤维瘤（fibroma）、纤维脂肪瘤（fibrolipoma）、纤维黏液瘤（fibromyxoma）、纤维上皮息肉（fibroepithelial polyp）等各种各样的病变，但在 1990 年的 WHO 分类中作为肿瘤样病变被概括性称为“纤维血管性息肉 fibrovascular polyp”。有文献指出，其好发部位是咽下后壁的环状咽肌的上部（Killian's dehiscense）和环状咽肌 / 食管近端的边界区域莱默 - 海克曼三角（Laimer-Haeckermann triangle）2 处。根据内镜表现，本病例的发生部位诊断为后者。虽然一般认为是由于缺乏肌肉支持的脆弱的黏膜因吞咽障碍 / 蠕动障碍而被牵拉，逐渐呈反应性的增大、伸展而形成病变，但也有报道从咽中部和会厌披裂皱襞等非典型部位发生的病例以及多发和复发病例等，这些是只用前面提到的机制无法说明的病例，发生机制尚不清楚。本病有时作为巨大的病变被发现，其原因之一是大多为带蒂病变，由于病变的活动性好，一般认为在病变增大之前不易出现通过障碍等自觉症状。由于活动性好，也散见有病变本身从口腔突出的报道。在本病例，病变从口腔突出的情况在过去也未被确认。另外，与病变的大小相比，未见吞咽困难等自觉症状。

据报道，在显示与 FVP 同样形态的病变中，有可以称为真正肿瘤的病变，有脂肪肉瘤的病例以及在间质合并高分化型脂肪肉瘤的病例。还有报道提醒注意，在被诊断为 FVP 的病例中存在有脂肪肉瘤。在本病例，病变内向脂肪细胞的分化不明显，在高分化 / 脱分化型脂肪肉瘤中表达的 MDM2 和 CDK4 为阴性。另外，作为呈与 FVP 同样形态的食管病变，有孤立性纤维瘤（solitary fibrous tumor，SFT）的报道。在本病例，虽然从组织学表现和免疫染色表现（CD34 和 Bcl-2 阳性表现）来看也有可能是 SFT，但由于在免疫组织学上特异性和灵敏度极高的 STAT6 为阴性，因此综合诊断为 FVP。

在本病例，鳞状 / 水疱样的外观极具特征性。未见呈现这种外观的 FVP 的已有报道。鳞状的区域是在组织病理学上不伴有复层扁平上皮细胞的棘融解的上皮下水疱，在被折叠的病变的内侧未被观察到，因为只见于病变外侧边缘，笔者认为是由于病变和食管内腔面或饮食物之间的摩擦（**图 7**）而在 FVP 表面产生的相当于皮肤的Ⅱ度烫伤的变化。

意识消失的原因有可能是由于病变引起的气道阻塞导致的症状，将来也有可能导致窒息，包括诊断性治疗的目的在内，决定了施行病变的切除。作为食管 FVP 的治疗方法，除了通过颈部切开进行颈段食管切除等外科切除以外，散见有采用经口内镜，用高频刀或圈套法切除的病例报道，作为微创治疗备受期待。在本病例，虽然当初曾尝试用圈套法切除，但根据病变的大小，放弃了用圈套法切除。由于能够比较清晰地指出病变的蒂部，所以使用剪型刀，通过固定并切开蒂部，得以将病变整块切除。通过用剪型刀，可以安全地固定住对象病变，在稳定的视野下，仅用一种器材就可以在内镜下进行整块切除。笔者认为，对于很难通过圈套器（snare）切除的 FVP 这样的带蒂病变，剪型刀是有用的。

结语

本文报道了 1 例用剪型刀施行内镜下整块切除的、伴有鳞状外观表现的巨大食管 FVP 病例。

参考文献

[1] Levine MS, Buck JL, Pantongrag-Brown L, et al. Fibrovascular polyps of the esophagus：clinical, radiographic and pathologic findings in 16 patients. Am J Roentgenol 166:781-787, 1996

[2] Sargent RL, Hood IC. Asphyxiation caused by giant fibrovascular polyp of the esophagus. Arch Pathol Lab Med 130:725-727, 2006

[3] Watanabe H, Jass JR, Sobin LH, World Health Organization. Histological Typing of Oesophageal and Gastric Tumours, 2nd ed. Springer-Verleg, Berlin, p16, 1990

[4] Borges A, Bikhazi H, Wensel JP. Giant fibrovascular polyp of the oropharynx. Am J Neuroradiol 20:1979-1982, 1999

[5] Patel J, Kieffer RW, Martin M, et al. Giant fibrovascular polyp of the esophagus. Gastroenterology 87:953-956, 1984

[6] Gupta M, Chaudhary N, Gupta M. Fibrovascular polyp of the oropharynx. Singapore Med J 52: e35-36, 2011

[7] Kim D, Park JH, Kim JW, et al. Giant fibrovascular polyp on aryepiglottic fold. Auris Nasus Larynx 43:212-215, 2016

[8] Lee SY, Chan WH, Sivanandan R, et al. Recurrent giant fibrovascular polyp of the esophagus. World J Gastroenterol 15:3697-3700, 2009

[9] Janjatov B, Erić M, Sojić D. An unusual bilateral fibroepithelial pharyngeal polyps：report of a case. Eur Rev Med Pharmacol Sci 16:701-703, 2012

[10]佐藤俊之, 米山亜紀子, 内木幹人, 他. 口腔から吐出された giant fibrovascular polypの1例. 診断病理 33:259-263, 2016

[11]François S, Waldbillig C, Lasser L, et al. Giant fibrovascular polyp of the esophagus. Gastrointest Endosc 2019 [Epub ahead of print]

[12]村木崇, 赤松泰次, 横澤秀一, 他. 内視鏡的切除術を施行した巨大下咽頭脂肪腫瘍の2例. Gastroenterol Endosc 47:2397-2404, 2005

[13]Bak YT, Kim JH, Kim JG, et al. Liposarcoma arising in a giant lipomatous polyp of the esophagus. Korean J Intern Med 4:86-89, 1989

[14]Jakowski JD, Wakely PE Jr. Rhabdomyomatous well-differentiated liposarcoma arising in giant fibrovascular polyp of the esophagus. Ann Diagn Pathol 13:263-268, 2009

[15]Graham RP, Yasir S, Fritchie KJ, et al. Polypoid fibroadipose tumors of the esophagus：'giant fibrovascular polyp' or liposarcoma? A clinicopathological and molecular cytogenetic study of 13 cases. Mod Pathol 31:337-342, 2018

[16]Mubarak MF, Shah JN, Bolton JS, et al. Endoscopic resection of a giant solitary fibrous tumor of the esophagus. VideoGIE 3:343-345, 2018

[17]Zhu XS, Dai YC, Chen ZX. Giant Solitary Fibrous Tumor of Esophagus Resected by Endoscopic Submucosal Dissection. Ann Thorac Surg 100:2340-2343, 2015

[18]Doyle LA, Vivero M, Fletcher CD, et al. Nuclear expression of STAT6 distinguishes solitary fibrous tumor from histologic mimics. Mod Pathol 27:390-395, 2014

[19]Lobo N, Hall A, Weir J, et al. Endoscopic resection of a giant fibrovascular polyp of the oesophagus with the assistance of ultrasonic shears. BMJ Case Rep 2016: bcr2015214158, 2016

[20]Mangiavillano B, Savarese MF, Boeri F, et al. A rare case of giant fibrovascular polyp endoscopically resected with loop and cut technique. VideoGIE 26:57-58, 2016

[21]Fedorov ED, Ivanova EV, Seleznev DE, et al. Endoscopic removal of a giant double-headed fibrovascular esophageal polyp. VideoGIE 3:301-303, 2018

Summary

Endoscopic Resection of a Giant Fibrovascular Esophageal Polyp by Use of a Scissor-type Knife

Kenji Yamazaki[1], Akinori Maruta, Ryoji Kushima[2], Yasuyuki Yoshida[1], Noritaka Ozawa, Takahito Shimada, Kensaku Yoshida, Soichi Iritani, Junji Nagano, Nobuhiro Ando, Keisuke Iwata, Shogo Shimizu, Masaki Katayama[3], Hitoshi Iwata, Masahito Shimizu[4]

A woman in her 70s presented to the emergency department because of loss of consciousness. Her chest CT revealed a large intraluminal tumor arising from the proximal esophagus. Esophagogastroduodenoscopy revealed an approximately 10cm long intraluminal pedunculated polyp arising from the cervical esophagus with a scaly margin. We performed endoscopic resection with a scissor-shaped device under general anesthesia. We removed the polyp *en bloc* safely and effortlessly while maintaining a stable view using a single device. Histologic analysis identified it as a fibrovascular polyp. The scaly margin was considered to be a burn-like change caused by friction with the esophageal lumen and a rare macroscopic finding associated with giant esophageal fibrovascular polyp.

[1]Department of Gastroenterology, Gifu Prefectural General Medical Center, Gifu, Japan

[2]Department of Clinical Laboratory Medicine and Diagnostic

Pathology, Shiga University of Medical Science, Otsu, Japan
[3]Department of Diagnostic Pathology, Gifu Prefectural General Medical Center, Gifu, Japan
[4]Department of Gastroenterology, Gifu University School of Medicine, Gifu, Japan

编辑后记

小山 恒男 佐久医療センター内視鏡内科

回顾过去的出版主题时，食管良性肿瘤的主题意外地少，在2008年出版《罕见的食管良性肿瘤及肿瘤样病变》。当时吉田操先生作了序，幕内博康先生发表了《罕见的食管良性肿瘤及肿瘤样病变的分类和发生率》的主题论文。从那时开始已经过了12年，内镜影像取得了巨大的进步。另外，受到幽门螺杆菌感染率的降低、肥胖率增加等因素的影响，上消化道的疾病体系发生了很大变化。还有，随着高分辨率内压测定法（high resolution manometry，HRM）的开发和普及，食管运动功能障碍的研究取得了很大进展。因此，这次与新井、竹内一起进行了《希望读者现在就了解的食管良性疾病》一书的筹备。执笔者是受到吉田先生、幕内先生等熏陶的年轻人们。

首先请大家通读《食管良性肿瘤及肿瘤样病变的病理》这篇论文，理解食管良性疾病的概念。接下来，请大家通读详细阐释了14种食管良性疾病的第二部分。无论哪篇论文均展示了漂亮的内镜图像、病理图像及其解说，从中可以窥见这12年的内镜诊断的发展。

本书还增加了此前与本主题关系不太密切的食管失弛缓症。这一领域的进步也非常显著，不仅是HRM，通过X线、内镜的诊断也取得了很大的进步。虽然每10万人中被认为有1人患食管失弛缓症，但由于未被诊断、被看漏的病例相当多，所以实际的发生率被认为更高。在本书中，HRM自不必说，通过X线和内镜如何诊断食管运动功能障碍这一问题也承蒙作者信任披露了最前沿的知识。

无论看哪个项目，都很好地阐释了各疾病的特征，即使不是把食管作为专业的读者，也请务必通读。而且，请把本书经常放在内镜室里，在发现不熟悉的表现时请打开参考。

食管相关论文的写作组传统上提交原稿就慢，在本编辑后记的截止日期才刚刚收到最后一篇稿子。本人对长期支持本系列的医学书院诸君表示感谢，到此结束编辑后记。

目 录

希望读者现在就了解的食管良性疾病

高木 靖宽[1]

关键词　食管良性疾病　形态特征　内镜诊断

[1] 地方独立行政法人芦屋中央病院内科　〒807-0141 福岡県遠賀郡芦屋町大字山鹿 283-7　E-mail : yasuhiro.takaki@gmail.com.

前言

在临床上常遇到的食管肿瘤是恶性肿瘤食管癌，包括放大观察在内的内镜诊断近年来取得了日新月异的进步。另一方面，食管的良性肿瘤及肿瘤样病变等良性疾病，除了生糖原性棘层肥厚（glycogenic acanthosis, GA）、乳头状瘤、平滑肌瘤以外，多数是罕见的病变，在检查时遇到的机会很少。而且食管良性疾病的大多数不是来源于上皮的病变，结缔组织、神经组织和脉管等非上皮性的病变以及呈现与炎症相关的病症很多，仅依靠活检进行组织病理学检查很难确定诊断。

据笔者所知，将目标缩小到这些罕见而特殊的食管疾病领域的特辑，作为书籍有《食管疾病罕见病例 / 图谱》（1999），以及本系列《罕见的食管良性肿瘤及肿瘤样病变》（2008）、《罕见的食管疾病的鉴别诊断》（2016）和《希望读者了解的特殊的食管肿瘤 / 肿瘤样病变》（2019），对各种疾病展示了漂亮的图像并进行了详细的解说。虽然罕见的疾病很难遇到多个病例，也有很多不容易达成确定诊断，但各病变的形态、颜色和硬度、发生部位等有特征的也不少，如果了解这些特征并不断积累知识，将有助于实际临床上诊断能力的提高。

下面就本书中所列举的疾病的形态特征、要点进行简单叙述。

各疾病的形态特征和要点

1. 颗粒细胞瘤

为黄白色，在长径 10 mm 以上的病变多呈磨牙状，但在长径 10 mm 以下的病变也有不呈磨牙状的从平滑的半球状到台状的病变。肿瘤组织以黏膜下层为主体，但由于在顶部可以伸展，在变薄的上皮正下方增殖，因此当对该部分进行活检时容易得到肿瘤组织。

2. 平滑肌瘤

平滑肌瘤是经常遇到的疾病，但有一种极为罕见的病症叫作食管弥漫性平滑肌瘤病，可以观察到大小不同的黏膜下肿瘤（submucosal tumor, SMT）多发或一部分愈合，可见广泛的食管壁肥厚。因为各个隆起与通常的平滑肌瘤类似，所以只要想到在食管有这种特殊的病症就可以诊断。该病多与 Alport 综合征有关。

3. 神经鞘瘤

乍一看，呈类似于平滑肌瘤的表面平滑的 SMT 样形态。缺乏颜色和形态的特征性表现。

4. 乳头状瘤

作为罕见的形态，有一种不是息肉状，而是比起高度来更以横向扩展为主的扁平型乳头状瘤（flat-type papilloma）。需要与疣状癌（verrucous carcinoma）和白色的 0- Ⅱ a 型早期癌进行鉴别，但在放大内镜检查中可以观察到与缺乏不规则性的乳头状瘤类似的延长的毛细

血管。此外，在表面有细长的棘状上皮突起密生的棘突型（spiked type）乳头状瘤需要与伴有绒毛样突起的 GA 相鉴别。

5. 血管瘤

食管血管瘤大多是海绵状血管瘤。内部可以透见从蓝紫色到暗红色，虽然是 SMT，但表面给人以略显粗糙的印象。

6. 化脓性肉芽肿

为头部覆盖白苔的有蒂性或亚蒂性息肉状病变。有时在短期内增大，也有时头部呈双腿状。组织学上，以黏膜内的毛细血管的分叶状增生为主体，在白苔的下面或基部可以观察到明显发红的部分。

7. 纤维血管性息肉

为在食管上部 1/3 或咽下部有基部的有蒂性息肉，大小为 1 cm 左右的棍棒状的病变，也有 10 cm 以上的巨大病变。被上皮所覆盖的柔软的息肉，经常在顶端形成溃疡。

可以观察到吞咽困难，有时也可以看到肿瘤向口腔内突出。在发生于食管下部的巨大有蒂性息肉，需要与炎性纤维样息肉（inflammatory fibroid polyp）相鉴别。

8. 脂肪瘤

为从无蒂性的 SMT 到发生于颈部食管的类似于纤维血管性息肉（fibrovascular polyp）的巨大病变，有各种各样的病变。

9. 淋巴管瘤

多为亚蒂性的 SMT，表面平滑，呈白色，有透光性。为柔软的肿瘤，可以观察到呈向重力方向下垂的形态。

10. 食管角化症（epidermization）

在病理学上是与皮肤的扁平上皮类似的病变。其在内镜下的特征是边界清晰、略微隆起的白色扁平隆起，在典型病例表面呈鳞状。为了确定诊断和与癌前病变、癌相鉴别，有必要通过活检进行组织学诊断。

11. 黄色瘤

为大小在 5 mm 以下的轻微隆起的病变。由于泡沫细胞嵌入到相邻的上皮乳头中存在，在常规内镜观察中作为疙疙瘩瘩的微小的黄白色颗粒的集簇被观察到。在黄白色颗粒部可以观察到蜷缩的毛细血管。单发病例比多发病例多。

12. 皮脂腺异位

为大小在 5 mm 以下的病变，呈从花瓣状到伪足状的腺泡小叶作为黄白色的小扁平隆起在上皮下可透见。在表面可以看到导管部分为白色的突起，在放大观察下可以观察到围绕导管的圆形微血管。约 70% 为多发病例。

13. 食管壁内假性憩室

为在食管腺的导管开口部发生炎症、纤维化，在壁内引起食管腺的病理性扩张的病症。多合并念珠菌食管炎。在内镜检查中多见有针孔状的小孔，在 X 线造影检查中多可以观察到烧瓶状的小突起像。合并纤维性狭窄的病变也较多，也有极少数伴于大面积表层扩大型癌的病变。

14. 天疱疮

为一种在皮肤或黏膜上见有病变的自身免疫性水疱性疾病，除了皮肤以外，在口腔、咽喉、食管会发生难治性糜烂、溃疡。约半数病例不伴有皮肤病变。因表皮细胞之间的连接受到损伤的结果，产生棘突融解，黏膜上皮显示剥离。当在内镜下给看似正常的上皮施加压力时，见有表皮容易剥离的尼氏征（Nikolsky sign）是其特征。

15. 黑色素瘤

为以黏膜上皮的基底层为主体，有黑色素沉着的色素斑，呈浅棕褐色、颜色不均一、边界模糊的平坦病变。另一方面，在颜色呈墨汁样的黑色、边界清晰且有一定厚度的情况下，应注意与恶性黑色素瘤之间的鉴别。

结语

以上，笔者对本书所列举的疾病的形态特征和要点进行了简单的概述。另外，在本书还介绍了食管失弛缓症相关疾病的内压检查和图像诊断的要点。在该领域有很多罕见的

疾病，在遇到的情况下诊断上也有很多困难。但是，如前所述，各疾病均有其特有的形态和临床特征。我期待各位读者能够通过本书的学习进一步积累知识，以利于准确地进行相关疾病的诊断和治疗。关于各疾病的详细的临床、病理学事项和病变的图像表现等请参照本书中的各论文。

参考文献

[1] 日本食道疾患研究会(編). 食道疾患レアケース・アトラス. 医学書院, 1999

[2] 【今月の主題】まれな食道良性腫瘍および腫瘍様病変. 胃と腸 43:253-375, 2008

[3] 【今月の主題】まれな食道疾患の鑑別診断. 胃と腸 51:155-245, 2016

[4] 【今月の主題】知っておきたい特殊な食道腫瘍・腫瘍様病変. 胃と腸 54:1329-1462, 2019

[5] 高木靖寛, 岩下明德, 山田豊, 他. 消化管顆粒細胞腫の診断と治療. 胃と腸 39:628-639, 2004

[6] 長谷部修, 立岩伸之, 石黒淳. 食道びまん性平滑筋腫症. 消内視鏡 26:1566-1567, 2014

[7] 門馬久美子, 藤原純子, 立石陽子, 他. 隆起を主体とする非上皮性病変の特徴と鑑別. 胃と腸 51:174-189, 2016

[8] Inoue T, Kato H, Ojima H, et al. Flat-type papilloma of the esophagus : a case report. Esophagus 2:217-219, 2005

[9] 前田有紀, 平澤大, 米地真, 他. 隆起を主体とする上皮性病変の特徴と鑑別. 胃と腸 51:159-168, 2016

[10] 葉梨智子. 食道に生える白い物体. 消内視鏡 24:767-768, 2012

[11] 門馬久美子, 前田有紀, 梶原有史, 他. 食道pyogenic granulomaの1例. 胃と腸 54:1452-1456, 2019

[12] 梅原靖彦, 大久保忠俊, 木村泰三. 食道fibrovascular polyp. 日本食道疾患研究会(編). 食道疾患レアケース・アトラス. 医学書院, pp 46-49, 1999

[13] 蒲池紫乃, 岩下明德, 吉田道夫, 他. 食道の炎症性線維状ポリープ(inflammatory fibroid polyp)の1例. 胃と腸 43:327-332, 2008

[14] 江副康正, 武藤学, 藤井誠志. 食道epidermizationの2例. 胃と腸 43:296-300, 2008

[15] 濱田健太, 石原立, 加藤穣, 他. 特異的な色調を示す病変の特徴と鑑別. 胃と腸 51:228-235, 2016

[16] 本庶元, 福田亘, 三原美香, 他. 食道異所性皮脂腺の1例. 胃と腸 43:301-304, 2008

[17] 井田陽介, 岩男暁子, 吉田武史. びまん性食道壁内偽憩室症. 消内視鏡 26:1704-1705, 2014

[18] 宮岡正喜, 高木靖寛. 食道壁内偽憩室症.「胃と腸」編集委員会(編). 胃と腸アトラス—I 上部消化管, 第2版. pp 19-21, 2014

[19] 大森泰, 石井賢二郎, 岡村明彦, 他. 自己免疫性水疱症と上部消化管病変の内視鏡診断. 胃と腸 50:159-173, 2015

[20] 朝隈豊, 松井繁長, 樫田博史. 食道メラノーシス. 消内視鏡 26:1644-1645, 2014

[21] 竹内学, 高橋亜紀子, 小山恒男, 他. 食道悪性黒色腫とmelanosisの鑑別診断—特に平坦病変について. 胃と腸 54:1377-1388, 2019

食管良性肿瘤及肿瘤样病变的病理

新井 富生 [1]
井下 尚子
野中 敬介
柿崎 元恒
高熊 将一朗
小松 明子
松川 美保 [2]
上垣 佐登子 [3]
金泽 伸郎 [4]
黑岩 厚二郎
相田 顺子 [5]
石渡 俊行
田久保 海誉
近藤 福雄 [6]
马场 聪 [7]
小宫山 明 [8]

摘要●在本文中，就代表性的食管良性肿瘤及肿瘤样病变，在提示临床病理学表现的同时，结合文献分析概述了病变的特征。在这些病变中，在临床上以吞咽时的哽噎感和吞咽困难为契机发现病变的情况下，与恶性肿瘤之间的鉴别是一个问题。另一方面，也有像乳头状瘤那样无症状而在内镜检查中被发现的、不需要积极治疗的疾病。这类疾病在肉眼观察形态上大致可分为作为黏膜下肿瘤被辨识的病变、突出于食管内腔的病变和存在于食管壁上的病变。了解以上各种病变的临床病理学特征，有助于鉴别诊断。另外，在这些病变中，也有已知与恶性肿瘤或遗传性疾病相关或并存的病变，所以不仅是良性病变的判断，还要注意与其他疾病之间的关联。

关键词　**平滑肌瘤　神经鞘瘤　颗粒细胞瘤**
化脓性肉芽肿（pyogenic granuloma）
巨大纤维血管性息肉（giant fibrovascular polyp）

[1] 東京都健康長寿医療センター病理診断科　〒173-0015 東京都板橋区栄町 35-2
E-mail : arai@tmig.or.jp
[2] 同　内視鏡科
[3] 同　消化器内科
[4] 同　外科
[5] 東京都健康長寿医療センター研究所老年病理学研究チーム
[6] 帝京大学医学部附属病院病理診断科
[7] 浜松医科大学医学部附属病院病理部
[8] 富士宫市立病院病理診断科

前言

作为食管病变，虽然在日本以扁平上皮癌为代表的恶性肿瘤占多数，但也有可能发生良性肿瘤或肿瘤样病变。在《食管癌处置规则（第11版）》中虽然记载了良性的上皮性肿瘤/非上皮性肿瘤以及肿瘤样病变（**表1**），但除此之外，人们还知道有成人性横纹肌瘤（adult rhabdomyoma）、骨软骨瘤、血管球瘤（glomus tumor, GT）、炎性纤维瘤样息肉（inflammatory fibroid polyp）等的发病。在这些病变中，也有在临床上以吞咽时的哽噎感、吞咽困难为契机被发现的，与恶性肿瘤之间的鉴别是一个问题。另外，也有不通过外科或内镜切除就不能确定诊断的病变。另一方面，即使诊断了，也有不需要积极治疗仅通过随访观察就可以应对的病变。由于尚未充分掌握这些良性肿瘤和肿瘤样病变的发生数量，所以很难说是已经充分阐明

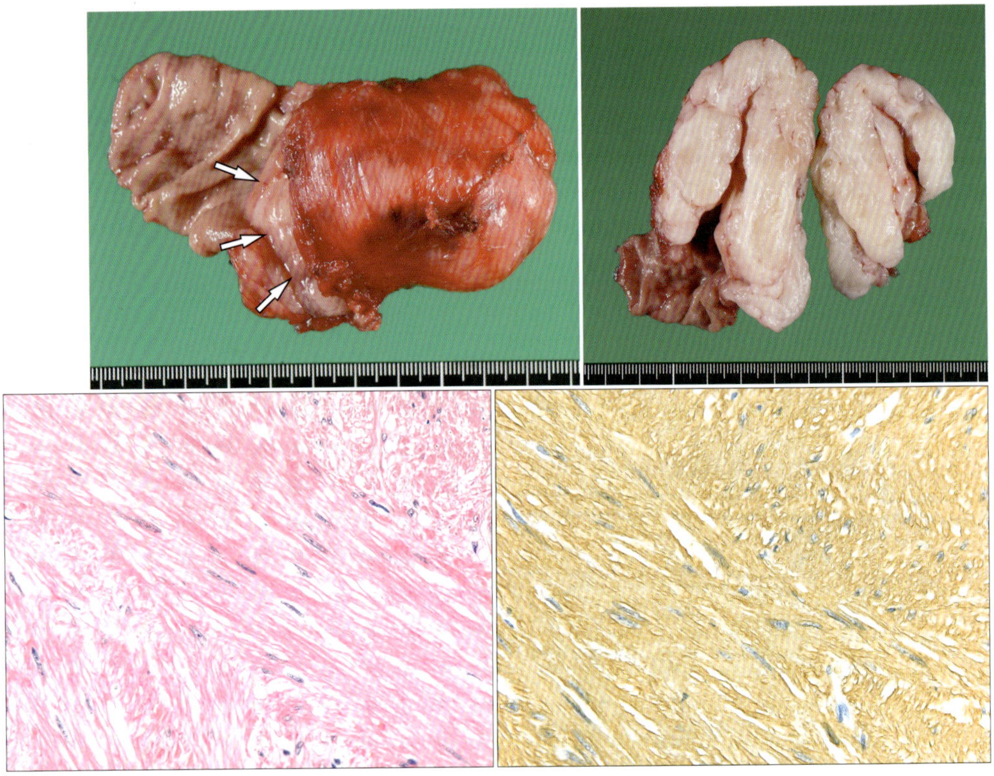

a	b
c	d

图1 发生于食管下部的平滑肌瘤的病理像。
a 切除标本的肉眼观察像。肿瘤的一部分被食管黏膜所覆盖（白色箭头所指）。
b 剖面像。为呈白色至灰白色的肿瘤，呈轻度分叶状。
c 组织病理像（HE染色）。梭形的肿瘤细胞呈束状排列、交错。
d 抗α-smooth muscle actin抗体的免疫染色像（核染色，苏木精）。平滑肌瘤细胞的胞体呈阳性表现。

表1 主要的食管良性肿瘤及肿瘤样病变的一览表

分类	病变的名称
良性上皮性肿瘤	扁平上皮乳头状瘤、腺瘤（包括皮脂腺腺瘤）
非上皮性良性肿瘤	平滑肌性肿瘤：平滑肌瘤 神经性肿瘤：神经鞘瘤、神经纤维瘤、颗粒细胞瘤 其他：血管瘤、淋巴管瘤、脂肪瘤
肿瘤样病变	异位胃黏膜、皮脂腺异位、Cowden病，糖原性食管上皮增生、纤维血管性息肉、重复囊肿（duplication cyst）

〔从“日本食道学会（编）. 臨床・病理食道癌取扱い規約，第11版，金原出版，2015”中摘取记载病变名，并补充了几种病变〕

了其发病情况。在本文中，就代表性的食管良性肿瘤及肿瘤样病变，在提示临床病理学表现的同时，结合文献分析进行阐述。

平滑肌瘤（leiomyoma）

在非上皮性肿瘤中，把表现出向平滑肌分化的称为平滑肌瘤。平滑肌瘤是食管非上皮性肿瘤中最常见的良性肿瘤，占全部食管良性肿瘤的60%～70%。在剖检病例的研究中，食管平滑肌瘤的发生率为0.09%；也有报道称，当把长径3 mm以下的萌芽平滑肌瘤（seedling leiomyoma）包括在内时发生率达6.7%。发生部位在食管下部的约占半数。发病年龄以年轻人较多，以30多岁和40多岁居多，其次是50多岁（平均年龄43岁）。男女比例为1.5～2：1，男性居多。应注意平滑肌瘤弥漫性多发的平滑肌瘤病与Alport综合征之间的关联。

肉眼观察平滑肌瘤呈黏膜下肿瘤

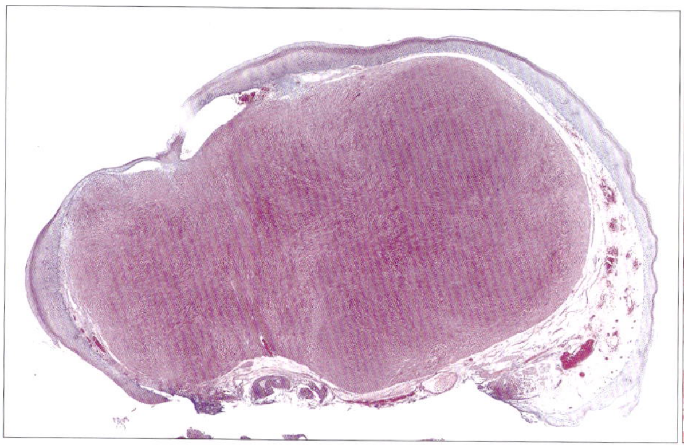

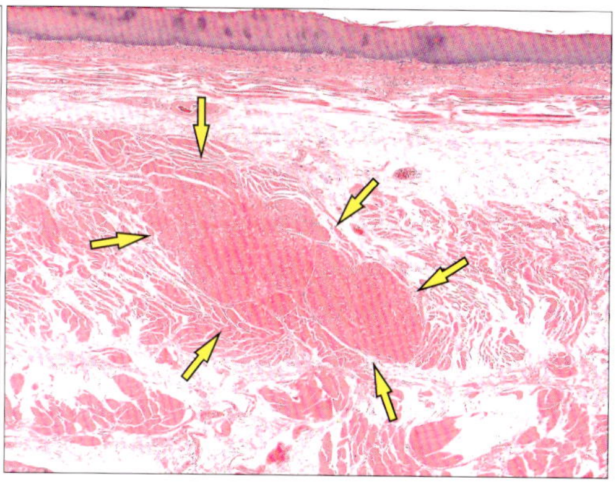

a | b **图2** 特殊的平滑肌瘤的组织病理像（HE染色）。
a 发生于黏膜肌层的平滑肌瘤。肿瘤突出于内腔，表面被复层扁平上皮所覆盖。
b 在固有肌层的内环行肌内可观察到的萌芽平滑肌瘤（seedling leiomyoma）（黄色箭头所指）。

（submucosal tumor, SMT）样形态（**图1a**），呈现多结节融合的形态和平缓的分叶状；剖面为灰白色且坚硬，有时见有旋涡状的花纹（**图1b**）；与周围的边界清晰，但不具有被膜。

从组织病理学上看，肿瘤细胞呈梭形，具有嗜酸性的胞体和从梭形到椭圆形的核，可观察到束状排列、交错的表现（**图1c**）。平滑肌瘤与胃肠道间质瘤（gastrointestinal stromal tumor, GIST）和神经鞘瘤相比，细胞密度较低。在免疫组织化学方面，α-smooth muscle actin/desmin染色呈阳性，CD117（KIT）、CD34、S-100蛋白均呈阴性（**图1d**）。

另外，已知有特殊的平滑肌瘤。一种是从黏膜肌层发生，在黏膜正下方作为小结节状的肿瘤被观察到的平滑肌瘤（**图2a**），基本显示与前述相同的组织病理学表现。通常被复层扁平上皮所覆盖，呈现突出于食管内腔的表现。另一种是在固有肌层内环行肌中作为长径数毫米的小结节性病变被观察到的萌芽平滑肌瘤（seedling leiomyoma）（**图2b**），被认为是临床上成为问题的肿瘤的萌芽。这些特殊平滑肌瘤约2/3发生于食管下部到食管胃接合处。

关于食管平滑肌肿瘤的良恶性的鉴别，与其他部位消化道肿瘤的标准一样，以细胞密度、大小、细胞异型、核分裂象、向周围的浸润增殖方式为基础进行综合判断。平滑肌肉瘤发生于60多岁的约占1/3，平均年龄为53岁，高于平滑肌瘤。发生部位在食管下部的占过半数，几乎全部为单发。

神经鞘瘤（schwannoma）

在由梭形细胞构成的肿瘤中，将表现出向外周神经鞘细胞（Schwann细胞）分化的肿瘤称为神经鞘瘤（schwannoma）。由于消化道的神经鞘瘤与发生于软组织的肿瘤之间在组织病理学表现上略有不同，所以直到20世纪80年代为止，作为消化道间叶源性肿瘤的一种一直未被充分认识。但是在1988年，由于Daimaru等阐明了胃神经鞘瘤的详细的病理学表现，之后食管的神经鞘瘤也被认识了。

神经鞘瘤的发生率与平滑肌瘤相比极为罕见。从年龄上看，任何年龄段都有发生，但在50多岁为发病高峰。男女比例约为1：2，多见于女性。临床上最常见的症状是吞咽困难。由于食管神经鞘瘤约半数发生于食管上部，有时会挤压气管，造成呼吸困难。

肉眼观察肿瘤有弹性而坚硬，剖面呈黄色（**图3a**）。肿瘤被认为起源于食管固有肌层内的Auerbach神经丛，一般存在于食管壁内。但是，当肿瘤变大时，与发生于沿食管周围走行的迷走神经的神经鞘瘤之间的鉴别就成了问题。虽然在组织病理学上，神经鞘瘤与周围的

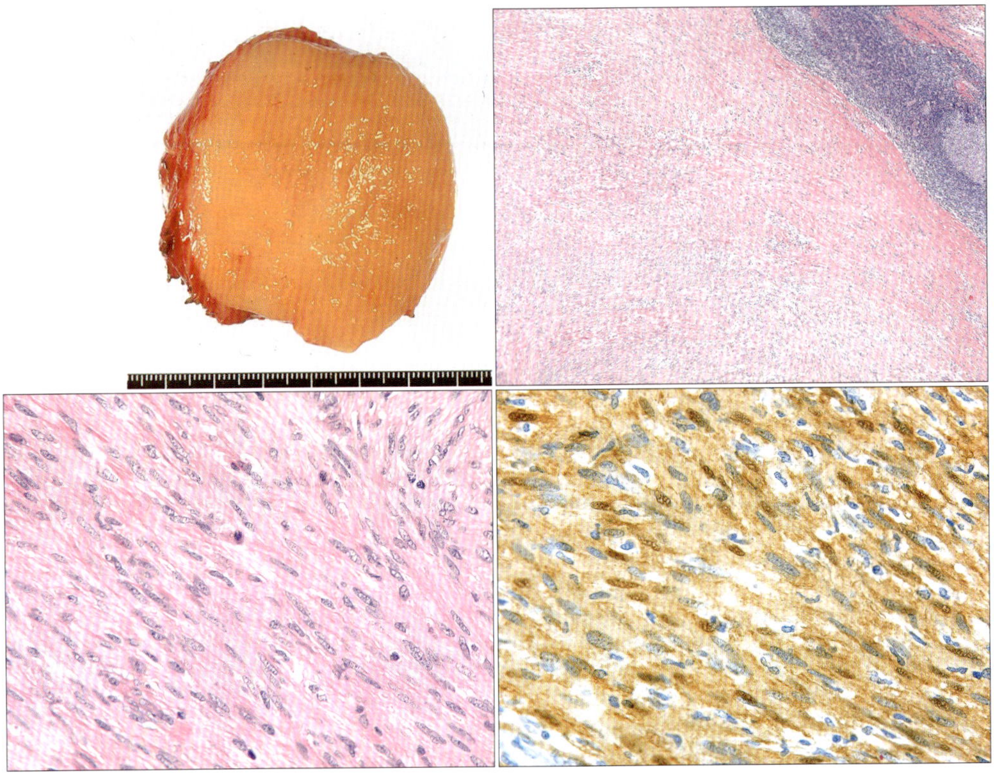

a	b
c	d

图3 食管神经鞘瘤的病理像。
a 剖面像。呈黄色的实体性肿瘤。
b 组织病理像（HE染色，低倍放大）。在肿瘤边缘可观察到淋巴细胞浸润的聚集灶（lymphoid cuffing）。
c 组织病理像（HE染色，高倍放大）。为呈梭形的肿瘤细胞，与平滑肌瘤相比细胞密度高。
d S-100蛋白的免疫染色（核染色，苏木精）。肿瘤细胞的胞体呈阳性表现。

边界清晰，但基本上观察不到被膜。有时在肿瘤的边缘可观察到淋巴细胞的聚集灶（lymphoid cuffing）（**图3b**），为神经鞘瘤的特征之一。肿瘤虽然由梭形细胞构成，但细胞核与平滑肌瘤和GIST相比更富于多形性（**图3c**）。与软组织的神经鞘瘤不同，很少显示栅栏样结构（palisading pattern）。在免疫组织化学方面，肿瘤细胞的S-100蛋白染色在胞体呈阳性（**图3d**），α-平滑肌肌动蛋白（α-smooth muscle actin）、CD117、CD34呈阴性。神经鞘瘤大部分为良性，但也有显示淋巴结转移的食管恶性神经鞘瘤的报道。

先天性食管重复囊肿（congenital duplication cyst）

存在于食管的重复囊肿也有时会被认为是肿瘤样病变。这种囊肿也被称为先天性食管囊肿、食管壁内囊肿、食管重复病。虽然根据囊肿的形态可以分为内腔呈球状的“先天性食管囊肿”和呈圆柱状的“食管重复病”，但现在大多不区分两者，统称为先天性食管重复囊肿（congenital duplication cyst）。食管重复囊肿的内腔通常与食管内腔之间没有联系。这种病变多发生于食管下部1/3处，在颈段食管几乎看不到。

在病理学上，囊肿存在于食管壁内，囊肿的壁由黏膜肌层和与具有固有肌层的正常的消

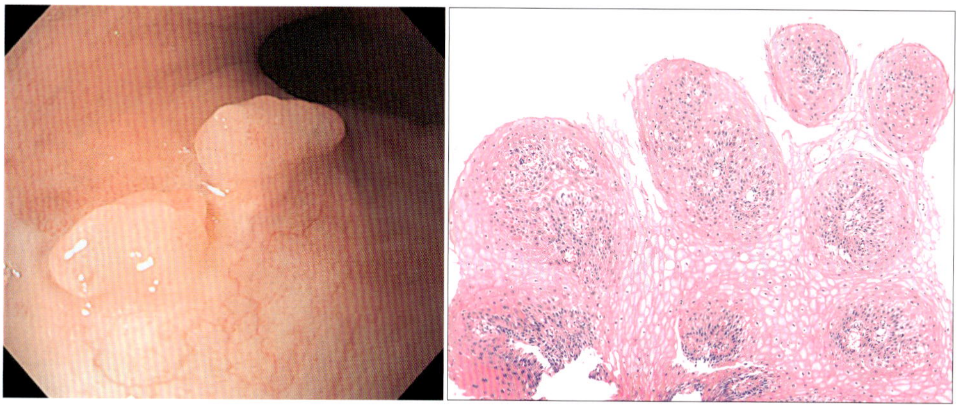

a | b

图4 乳头状瘤。

a 内镜像。见有从有蒂性到亚蒂性的隆起性病变。表面呈轻度乳头状。

b 活检组织病理像（HE染色）。见有呈乳头状增殖的扁平上皮。缺乏异型性。

化管壁相同的结构构成；内腔由复层扁平上皮、类似于胎儿期食管上皮的多列上皮、柱状上皮和立方上皮做衬里。

乳头状瘤（papilloma）

乳头状瘤或扁平上皮乳头状瘤是由复层扁平上皮的乳头状增殖构成的病变。以前一般被认为是罕见的病变，但由于内镜检查的普及而经常可以被发现。乳头状瘤多发生于男性（男女比例 3 ∶ 1），多呈有蒂息肉状（**图 4a**），大小为数毫米至数厘米。多发生于食管下部的后壁。另外，从很早以前就有关于与人乳头状瘤病毒（human papilloma virus, HPV）之间的关系的争论，但至少在日本还没有证明食管乳头状瘤与 HPV 有关。

在病理学上，乳头状瘤被分为：①外部生长型（exophytic type）、②内部生长型（endophytic type）、③棘突型（spiked type）这 3 种类型，其中①外部生长型最多。在组织病理学上，显示具有血管的细胞间质和增生的复层扁平上皮呈乳头状增生，缺乏细胞异型和核分裂相（**图 4b**）。虽然在③棘突型有角化趋势，但通常不能被观察到。当病变增大时，与疣状癌（verrucous carcinoma）和黑棘皮病（acanthosis nigricans）之间的鉴别是一个问题。

颗粒细胞瘤（granular cell tumor）

由于颗粒细胞瘤一般被认为是源于 Schwann 细胞，所以被分类为神经性肿瘤。颗粒细胞瘤是发生率仅次于平滑肌瘤的良性非上皮性肿瘤，显示与其他脏器发生的颗粒细胞瘤相同的组织学表现。在全身发生的颗粒细胞瘤的 5% ~ 9% 发生于消化道，消化道颗粒细胞瘤的约 1/3 发生于食管。肿瘤细胞的特征是在胞体内有丰富的颗粒，这种颗粒被称为含碎片的溶酶体（debris-containing lysosome），呈过碘酸 - 希夫（periodic acid-Schiff, PAS）染色阳性，S-100 蛋白阳性。

食管颗粒细胞瘤大多为 1 cm 左右大小，通常无症状，大多是在检诊和其他疾病的详细检查中被偶然发现的病例。在有症状的情况下，一般为心窝部痛、吞咽困难、胸痛等。好发部位为食管下部，发生在这个部位的占全体的 2/3。发病年龄高峰在 40 ~ 50 岁，男女比例为 2 ~ 3 ∶ 1，以男性居多。通常为单发，但也有多发的病例报道。复发率为 5% ~ 10%。复发的病例也被怀疑有可能是恶性的。虽然大部分颗粒细胞瘤为良性，但恶性颗粒细胞瘤的比率为 1% ~ 3%。通常在远处转移之前可见有局部复发。转移部位主要为淋巴结、肺、肝、骨。

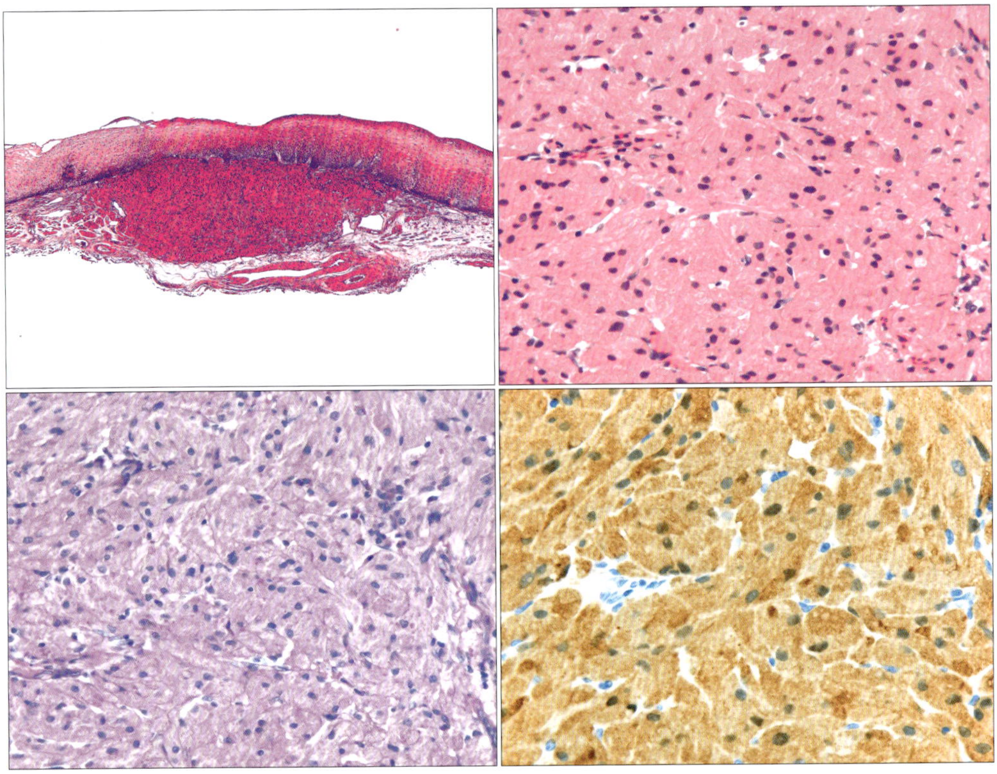

a	b
c	d

图5 食管颗粒细胞瘤的组织病理像。
a 低倍放大像（HE染色）。可观察到与复层扁平上皮相连接、主体位于黏膜固有层的肿瘤。
b 组织病理像（HE染色）。具有小型类圆形核和丰富的颗粒状胞体的肿瘤细胞呈实体性增殖。
c PAS染色阳性像。
d S-100蛋白的免疫染色（核染色，苏木精）。

有报道称，恶性颗粒细胞瘤的5年生存率为35%。

内镜下的特征是表面呈“臼齿状”的SMT。剖面呈白色，与周围的边界模糊。在组织病理学上，在复层扁平上皮下，大型的类圆形或多边形细胞形成实体性胞巢或小型胞巢样增殖（**图5a**）。核小型且呈轻度大小不同，细胞质丰富且内有嗜酸性颗粒（**图5b**）。胞体内颗粒呈PAS染色阳性（**图5c**）。有时呈现扁平上皮的反应性增生，需要与扁平上皮癌相鉴别。在免疫组织化学方面，颗粒细胞瘤呈S-100蛋白（**图5d**）和巢蛋白（nestin）阳性。颗粒细胞瘤不具有被膜，容易引起局部浸润，常常达到黏膜下层，有时一直达到固有肌层。

恶性颗粒细胞瘤可从细胞密度的高低、具有核小体的核的肿大、核分裂相的出现等方面进行鉴别。从肿瘤的大小和肉眼形态很难鉴别良恶性。

血管瘤（hemangioma）

血管性肿瘤占食管良性肿瘤的2%～3%。其中大部分为血管瘤，淋巴管瘤极为罕见。作为代表性的血管瘤已知有海绵状血管瘤和毛细血管瘤，而在食管发生的海绵状血管瘤占80%。血管瘤可发生于任何年龄段（0～72岁），平均年龄为46岁。男女之间未见差异。虽然有多发生于食管上部的趋势，但在食管的任一部位均可发生。肿瘤的大小平均为3.5cm（0.2～8.3cm）。

组织病理学表现与其他脏器的血管瘤相同，主要存在于从黏膜固有层到黏膜下层，因此也可以通过活检进行诊断。活检后的出血比较轻微，很少是致死性的。小的血管瘤可以通过内

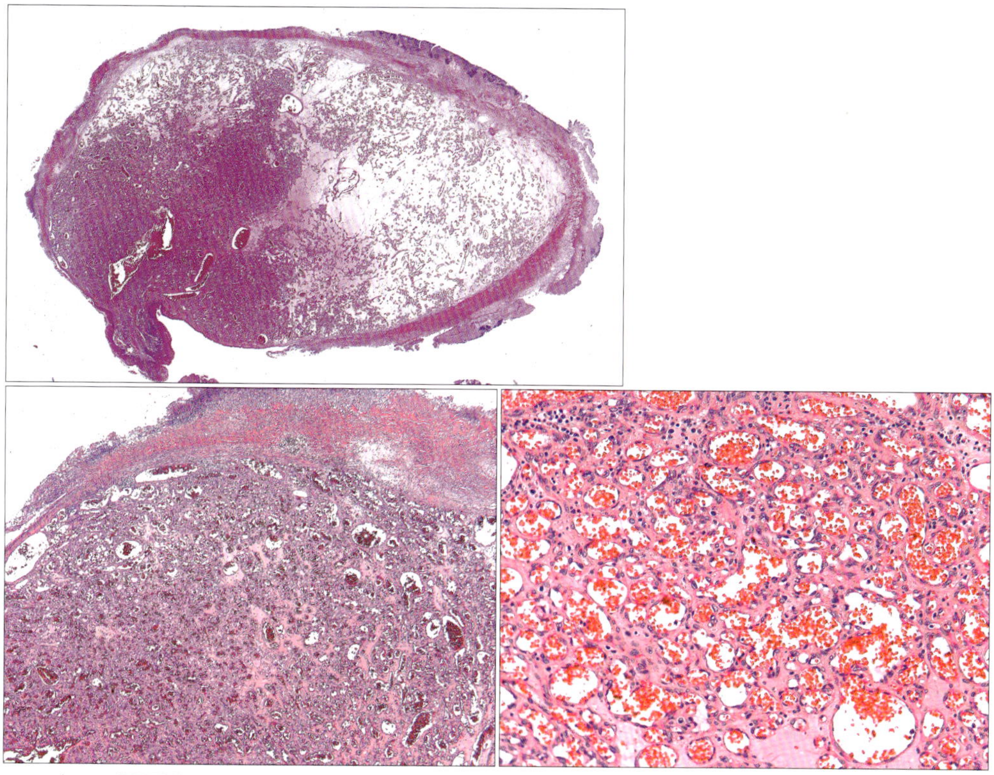

a | b | c

图6 食管化脓性肉芽肿的组织病理像（HE染色）。
a 突出于食管内腔的亚蒂性化脓性肉芽肿的低倍放大像。
b 组织病理像。基本上表面被复层扁平上皮所覆盖，但也常常见有糜烂形成，伴有炎性渗出物。
c 组织病理像（放大像）。无数毛细血管增殖，在内腔中潴留以红细胞为主的血细胞成分。

镜切除，但如果变大，则有出血的危险，需要进行外科手术。主要的症状为吞咽困难（46%）、吐血（28%）。

化脓性肉芽肿（pyogenic granuloma）

好发于皮肤的化脓性肉芽肿在组织病理学上相当于分叶状毛细血管瘤（lobular capillary hemangioma）。这种病变在消化道也偶尔可以见到，是出血的原因。也有化脓性肉芽肿发生于食管的病例报道，报道病例的分析结果显示，发病的平均年龄为 63 岁（45 ~ 74 岁），男性多见（男女比例 2 ∶ 1）。好发部位为食管上部，但可发生于食管的任一部位。病变的最大长径为 30 mm 左右。症状以哽噎感居多，其他还有咽喉异物感、胃灼热、黑便等。

内镜下为白色的隆起性病变，剖面呈棕褐色。这是反映血管内血液成分和炎症的表现。组织病理学表现与皮肤的化脓性肉芽肿病变相同，由扩张的毛细血管的增生和炎性肉芽组织构成（**图 6**）。肿瘤表面被复层扁平上皮所覆盖，但当发生糜烂时则由炎性渗出物所覆盖。

脂肪瘤（lipoma）

脂肪瘤占食管良性肿瘤的 1% 左右，极为罕见。发生于 40 岁以后，多见于男性（男女比 2 ∶ 1）。多发生于颈段食管，有蒂性的居多。

在组织病理学上是定型的脂肪瘤。纤维成分较多，在呈现有蒂形态时，需要与纤维血管性息肉（fibrovascular polyp）相鉴别。**图 7** 中展示的是剖检时偶然发现的脂肪瘤。该肿瘤以黏膜下层为主体发育，组织病理学上由成熟的

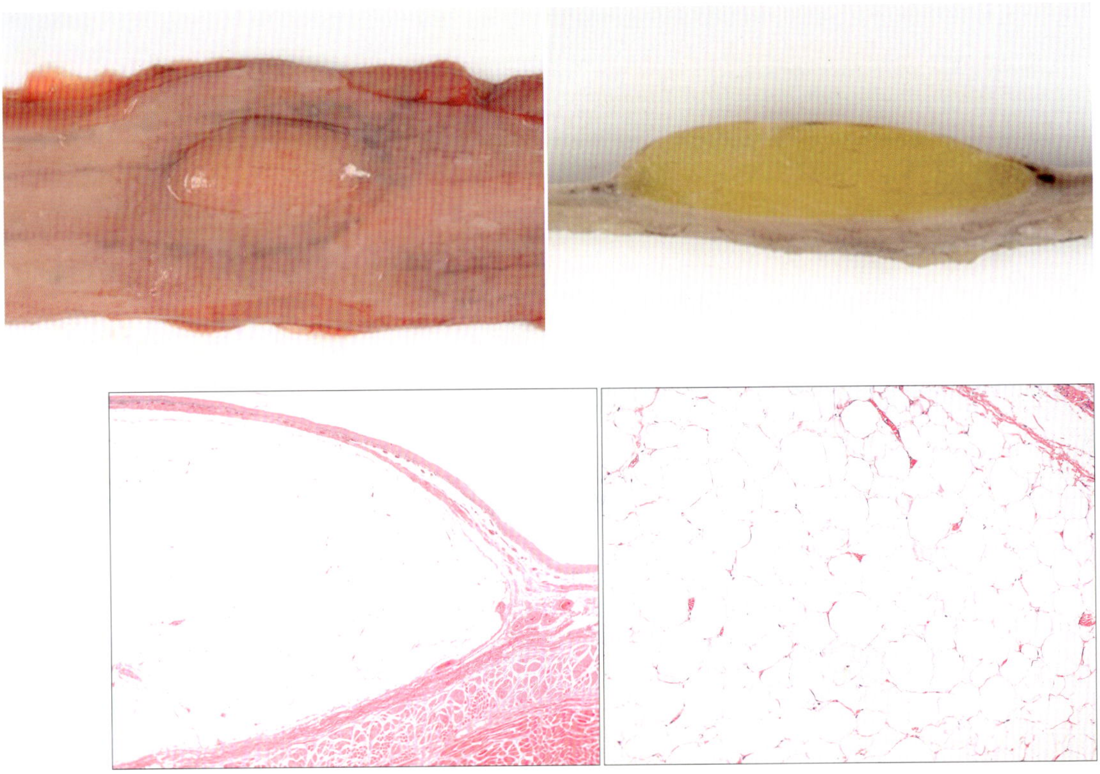

a b
c d

图7 食管脂肪瘤的病理像。
a 肉眼观察像。脂肪瘤呈圆顶状隆起并突出于内腔。
b 剖面像。在黏膜下层见有边界清晰、呈黄色的脂肪瘤。
c 组织病理像（HE染色）。在黏膜下层见有被薄薄的纤维性被膜包裹的脂肪瘤。
d 组织病理像（c的放大像）。见有由成熟的脂肪细胞构成的脂肪瘤。

脂肪细胞组成，被薄薄的纤维性被膜所包裹。像该病例这样的肿瘤，良恶性的鉴别是没有问题的，但是也有脂肪肉瘤的病例报道，所以在出现异型的脂肪细胞、混杂有黏液瘤样成分、大的有蒂性肿瘤的情况下，有必要也考虑恶性的可能性进行诊断。

巨大纤维血管性息肉（giant fibrovascular polyp）

食管巨大纤维血管性息肉（giant fibrovascular polyp）是一种罕见的疾病，是一种腊肠样的息肉伸到食管内腔引起内腔狭窄的病变。纤维血管性息肉（fibrovascular polyp）、纤维脂肪瘤（fibrolipoma）、纤维黏液瘤（fibromyxoma）、纤维上皮息肉（fibroepithelial polyp）等别名也广为人知，与脂肪瘤有很多相似之处。发生年龄为20～80岁（平均年龄为50岁），男女比例没有太大差异。多表现为在食管上部有息肉的突出、沿食管内腔一直下垂到下部的有蒂肿瘤的形态（**图8a**）。大小为直径数厘米，长度也有达20厘米的病变。在约半数的病例，肿瘤本身被吐出，从口腔内或口腔飞出到外面。当这个瘤阻塞了呼吸道时，就有可能成为猝死的原因。

在组织病理学上，表面被复层扁平上皮所覆盖，在上皮下可见有各种比例的纤维组织、脂肪组织、血管结构（**图8b**）。常常出现黏液瘤样的区域，并散在有淋巴细胞、浆细胞、肥大细胞。

巨大纤维血管性息肉基本上被认为是良性

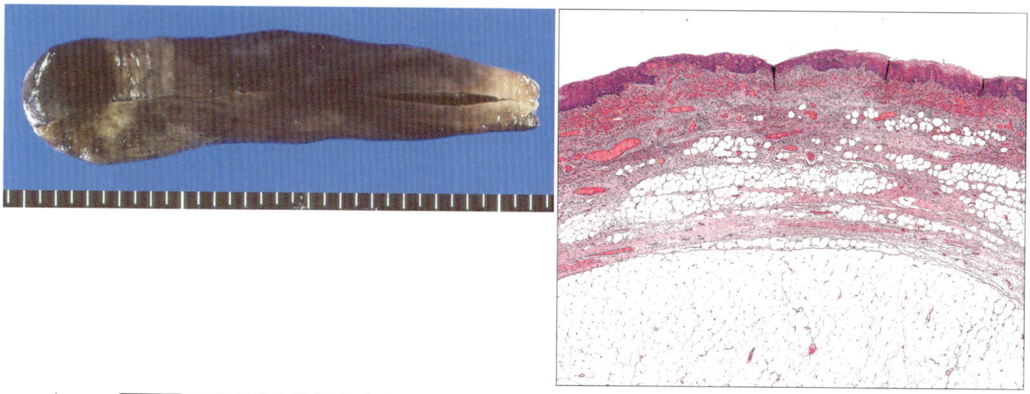

a b **图8** 巨大纤维血管性息肉（giant fibrovascular polyp）的病理像。
a 切除标本的肉眼观察像。见有表面被复层扁平上皮所覆盖的大型息肉。
b 组织病理像（HE染色）。为表面被复层扁平上皮所覆盖的组织，在上皮下见有纤维性组织、脂肪组织、出血。

疾病，但也有合并扁平上皮癌、高分化型脂肪肉瘤等的报道。另外，根据最近的报道，在纤维血管性息肉的部分病例中发现了染色体异常和 *MDM2* 基因的表达增加，因此有人认为应该将其辨识为肿瘤性病变，并且与脂肪肉瘤之间的鉴别也很重要。也有复发病例的报道，在进行本病的诊疗时有必要给予充分的注意。

结语

在本文中概述了发生于食管的良性肿瘤及肿瘤样病变的组织病理学表现。因为就连其中发生率最高的平滑肌瘤也比较罕见，所以在日常诊疗中遇到的机会可能有限。但是，有些病变需要与恶性肿瘤相鉴别，症状也有与恶性肿瘤相同的。在诊断不典型的食管疾病时，或许可以用在本文中所展示的病症作为鉴别。希望本文的记述能够成为各位读者日常诊疗中的参考。

参考文献

[1] 日本食道学会(編). 臨床・病理食道癌取扱い規約, 第11版, 金原出版, 2015
[2] Takubo K. Pathology of the Esophagus. 3rd ed. Wiley, Tokyo, 2017
[3] 高木靖寛, 岩下明德, 池田圭祐, 他. まれな食道良性腫瘍および腫瘍様病変の臨床・病理. 胃と腸 43:279-288, 2008
[4] Seremetis MG, De Guzman VC, Lyons WS, et al. Leiomyoma of the esophagus. A report of 19 surgical cases. Ann Thorac Surg 16:308-316, 1973
[5] 田久保海誉, 土屋眞一, 岡崎滋樹, 他. 食道平滑筋腫について. 日消外会誌 13:668, 1980
[6] 新井冨生, 相田順子, 馬場聡, 他. 平滑筋腫瘍, GIST, 神経性腫瘍, 血管腫瘍. 田久保海誉, 大橋健一(編). 腫瘍鑑別診断アトラス—食道癌. 文光堂, pp 145-153, 2011
[7] Miettinen M, Sarlomo-Rikala M, Sobin LH, et al. Esophageal stromal tumors：a clinicopathologic, immunohistochemical, and molecular genetic study of 17 cases and comparison with esophageal leiomyomas and leiomyosarcomas. Am J Surg Pathol 24:211-222, 2000
[8] Daimaru Y, Kido H, Hashimoto H, et al. Benign schwannoma of the gastrointestinal tract：a clinicopathologic and immunohistochemical study. Hum Pathol 19:257-264, 1988
[9] Arai T, Sugimura H, Suzuki M, et al. Benign schwannoma of the esophagus：report of two cases with immunohistochemical and ultrastructural studies. Pathol Int 44:460-465, 1994
[10] Terada T. A clinicopathologic study of esophageal 860 benign and malignant lesions in 910 cases of consecutive esophageal biopsies. Int J Clin Exp Pathol 6:191-198, 2013
[11] 細井広子, 梶浦謙, 山中昭良, 他. 内視鏡的に切除し得た食道顆粒細胞腫の1例と本邦報告例の文献的検討. 消内視鏡 3:821-826, 1991
[12] David O, Jakate S. Multifocal granular cell tumor of the esophagus and proximal stomach with infiltrative pattern：a case report and review of the literature. Arch Pathol Lab Med 123:967-973, 1999
[13] Jardines L, Cheung L, LiVolsi V, et al. Malignant granular cell tumors：report of a case and review of the literature. Surgery 116:49-54, 1994
[14] Parfitt JR, McLean CA, Joseph MG, et al. Granular cell tumours of the gastrointestinal tract：expression of nestin and clinicopathological evaluation of 11 patients. Histopathology 48:424-430, 2006
[15] Hanel K, Talley NA, Hunt DR. Hemangioma of the esophagus：an unusual cause of upper gastrointestinal bleeding. Dig Dis Sci 26:257-263, 1981
[16] Castellanos D, Sebastián JJ, Larrad A, et al. Esophageal lymphangioma：case report and review of the literature. Surgery 108:

593-594, 1990
[17]平野敦之, 土田研司, 足立和規, 他. 亜有茎性病変の基部に粘膜下腫瘍様の病変を伴った食道pyogenic granulomaの1例. Gastroenterol Endosc 55:2183-2188, 2013
[18]永井敬之, 大河原均, 松井照一郎, 他. EEMR-tubeを用いて内視鏡的に切除し得た食道脂肪腫の1例. Gastroenterol Endosc 44:1937-1942, 2002
[19]Salis GB, Albertengo JC, Bruno M, et al. Pedunculated liposarcoma of the esophagus. Dis Esophagus 11:68-71, 2017
[20]佐藤俊之, 米山亜紀子, 内木幹人, 他. 口腔から吐出された giant fibrovascular polypの1例. 診断病理 33:259-263, 2016
[21]Alobid I, Vilaseca I, Fernández J, et al. Giant fibrovascular polyp of the esophagus causing sudden dyspnea: endoscopic treatment. Laryngoscope 117:944-945, 2007
[22]Boni A, Lisovsky M, Dal Cin P, et al. Atypical lipomatous tumor mimicking giant fibrovascular polyp of the esophagus: report of a case and a critical review of literature. Hum Pathol 44:1165-1170, 2013
[23]Graham RP, Yasir S, Fritchie KJ, et al. Polypoid fibroadipose tumors of the esophagus: 'giant fibrovascular polyp' or liposarcoma? A clinicopathological and molecular cytogenetic study of 13 cases. Mod Pathol 31:337-342, 2018
[24]Lee SY, Chan WH, Sivanandan R, et al. Recurrent giant fibrovascular polyp of the esophagus. World J Gastroenterol 15:3697-3700, 2009

Summary

Pathological Characteristics of Benign Tumors or Tumor-like Lesions of the Esophagus

Tomio Arai[1], Naoko Inoshita, Keisuke Nonaka, Mototsune Kakizaki, Shoichiro Takakuma, Akiko Komatsu, Miho Matsukawa[2], Satoko Uegaki[3], Nobuo Kanazawa[4], Kojiro Kuroiwa, Junko Aida[5], Toshiyuki Ishiwata, Kaiyo Takubo, Fukuo Kondo[6], Satoshi Baba[7], Akira Komiyama[8]

We present the clinicopathological features of benign esophageal tumors and tumor-like lesions and explain their characteristics by reviewing the literature. When these lesions are found clinically, due to a feeling of swallowing or difficulty in swallowing, it is crucial to differentiate benign lesions from malignant tumors.In contrast, there are also asymptomatic diseases, such as papillomas, that are incidentally found by endoscopy and do not require active treatment. Macroscopically, esophageal lesions are classified into three groups: submucosal tumors, lesions protruding into the lumen, and lesions present in the esophageal wall. Knowledge of the clinicopathological characteristics of each lesion could aid in differential diagnosis. Furthermore, some of these lesions are associated with malignant tumors or hereditary diseases ; hence, attention should be paid not only to the diagnosis of benign lesions but also to their relationship with other diseases.

[1]Departments of Pathology, Tokyo Metropolitan Geriatric Hospital, Tokyo
[2]Department of Endoscopy, Tokyo Metropolitan Geriatric Hospital, Tokyo
[3]Department of Gastroenterology, Tokyo Metropolitan Geriatric Hospital, Tokyo
[4]Department of Surgery, Tokyo Metropolitan Geriatric Hospital, Tokyo
[5]Research Team for Geriatric Pathology, Tokyo Metropolitan Institute of Gerontology, Tokyo
[6]Department of Pathology, Teikyo University Hospital, Tokyo
[7]Department of Pathology, Hamamatsu University Hospital, Hamamatsu, Japan
[8]Department of Diagnostic Pathology, Fujinomiya City General Hospital, Fujinomiya, Japan

食管良性肿瘤及肿瘤样病变的诊断

颗粒细胞瘤

Granular Cell Tumor

高桥 亚纪子[1] 小山 恒男

[1] 佐久医療センター内視鏡内科
〒385-0051 佐久市中込 3400 番地 28
E-mail : aurevoireurope@yahoo.co.jp

关键词 颗粒细胞瘤 大臼齿样 S-100 蛋白 Schwann 细胞

疾病的概念

食管颗粒细胞瘤（granular cell tumor, GCT）是 1931 年由 Abrikossoff 报道的疾病，2.7% ~ 8.1% 发生于消化道，发生率的高低依次为食管、大肠、胃。多为单发，但也有多发的情况。

食管 GCT 在食管良性黏膜下肿瘤（submucosal tumor, SMT）中仅次于平滑肌瘤，位居第 2 位，约占 5%。好发部位为食管中下部，约占 90%。虽然多数为良性肿瘤，但也有 1% ~ 3% 为恶性的报道。

疾病的特征和鉴别诊断

在白光成像（white light imaging, WLI）观察下，为中央略微凹陷的黄色或白色的隆起，大多表现为大臼齿样。

在超声内镜检查（endoscopic ultrasonography, EUS）中，2/5 ~ 3/5 层呈均质，作为稍低回声区域被扫查出。

在组织病理学方面，为主体主要位于从黏膜固有层到黏膜下层的 SMT，并且由于在中央部浸润于扁平上皮的基底侧，所以 SMT 顶部凹陷，形成大臼齿样的形态。在大型细胞的细胞质内具有过碘酸 - 希夫（periodic acid-Schiff, PAS）染色呈阳性的微小颗粒，由于在免疫组织化学染色中细胞质对 S-100 蛋白、神经元特异性烯醇酶（neuron specific enolase, NSE）呈阳性，因此说该肿瘤起源于神经细胞，特别是 Schwann 细胞。

需要鉴别的疾病可以举出有平滑肌瘤和呈 SMT 样的扁平上皮癌（squamous cell carcinoma, SCC）。与平滑肌瘤相比，虽然在 GCT 的中央部见有凹陷，但由于平滑肌瘤是类圆形而平缓的隆起，因此可以鉴别。GCT 是规则形的，而呈现 SMT 样的 SCC 整体上为不规则形，在局部 SCC 多暴露在外。另外，在 EUS 中 GCT 是均质的低回声，而在 SCC 回声欠均匀，据此可以鉴别。

治疗方针

虽然无恶性表现、无症状的病变可以随访观察，但在有哽噎感等症状或有增大趋势的情况下则应进行内镜切除。

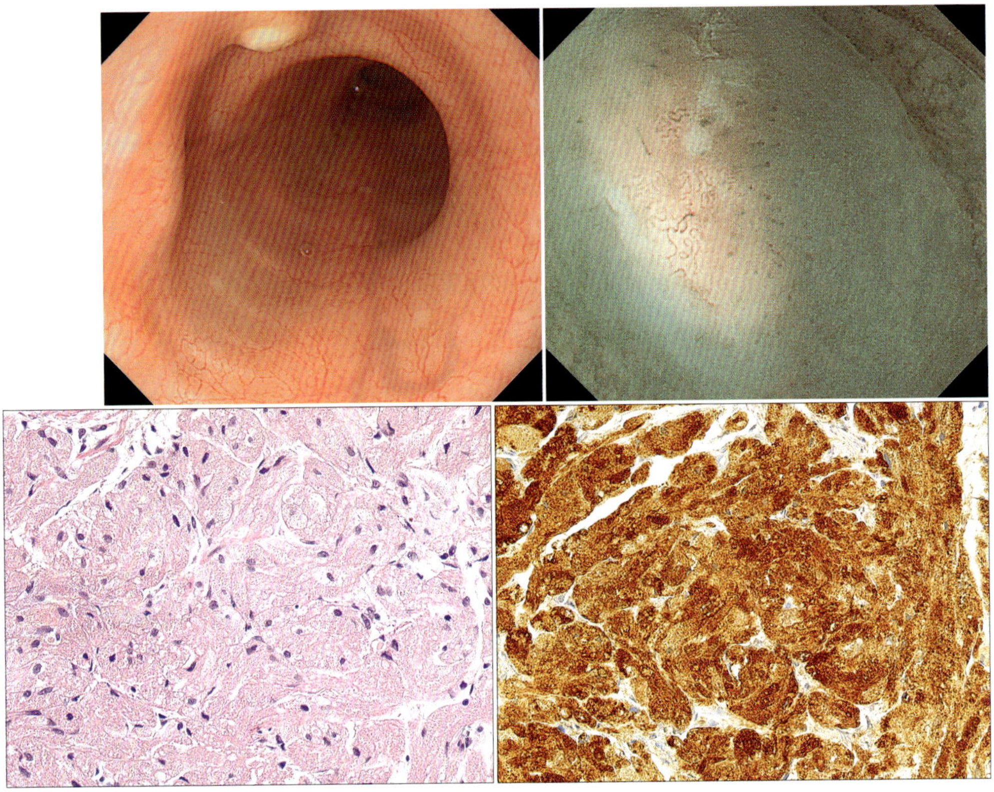

a	b
c	d

图1［病例1］
a WLI像。在食管中部前壁发现黄色的SMT，中央略微凹陷。
b NBI放大像。在中央的凹陷处见有口径大小相同的细网眼状血管，被认为是可以透见SECN。
c HE染色像。在细胞质内见有微小颗粒。
d S-100蛋白染色像。呈强阳性。

病例

［**病例 1**］ 50 多岁，男性。

在短期住院体检的内镜检查中被指出病变。

在 WLI 观察中，发现在食管中部前壁有黄色的 SMT，中央略微凹陷（**图 1a**）。通过窄带成像（narrow band imaging，NBI）放大观察，在中央的凹陷处见有口径大小相同的细网眼状血管，认为是可以透见上皮下毛细血管网（subepithelial capillary network，SECN）（**图 1b**）。从中央部取材施行活检，通过 HE 染色发现细胞质内有微小颗粒（**图 1c**），S-100 蛋白染色为强阳性（**图 1d**），诊断为 GCT。为 5 mm 大的小病变，采取了随访观察的方针。

［**病例 2**］ 50 多岁，男性。

在上腹部疼痛详细检查的内镜检查中指出有病变。

在 WLI 观察下，在长节段 Barrett 食管（long segment Barrett’s esophagus，LSBE；C3M5）内右壁发现黄色的 SMT，其顶部的一部分被扁平上皮所覆盖（**图 2a**）。在 EUS 中，在第 2/7 ~ 3/7 层见有低回声肿瘤，内部大致均匀（**图 2b**）。从中央部取材施行活检，通过 HE 染色发现细胞质内有微小颗粒（**图 2c**），S-100 蛋白染色为强阳性（**图 2d**），诊断为 GCT。为 1 cm 以下的小病变，采取了随访观察的方针。

随访 10 年，虽然顶部的扁平上皮的覆盖面扩大了，但 GCT 本身没有增大，也未见 LSBE 的伸长（**图 2e**）。

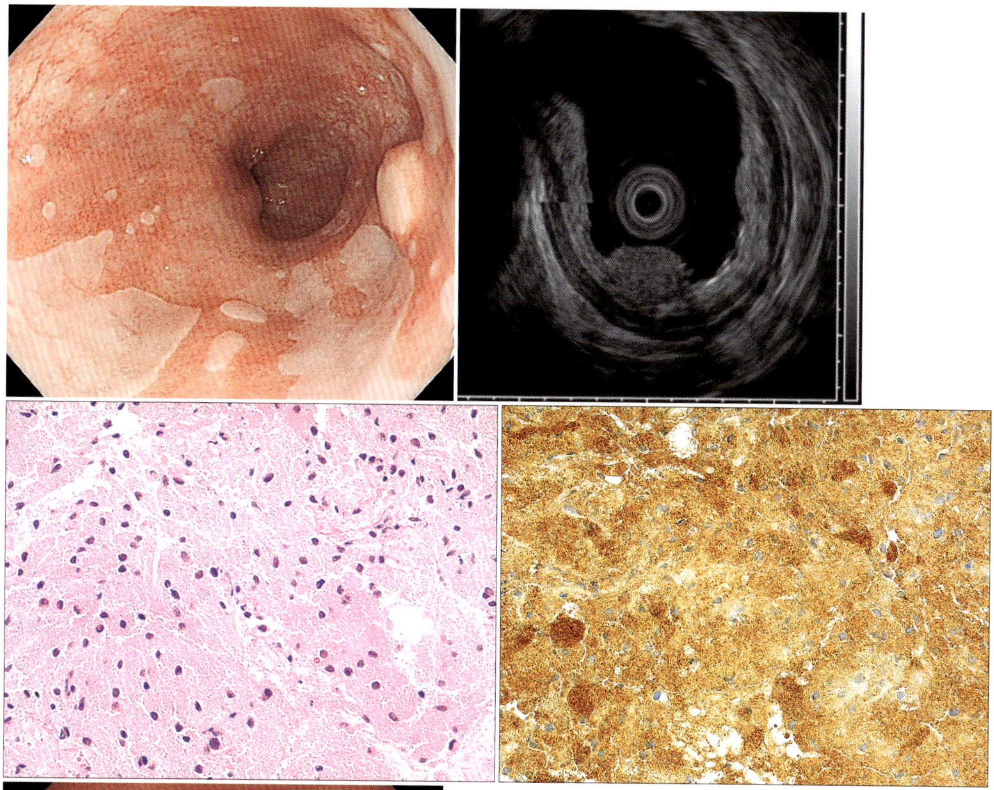

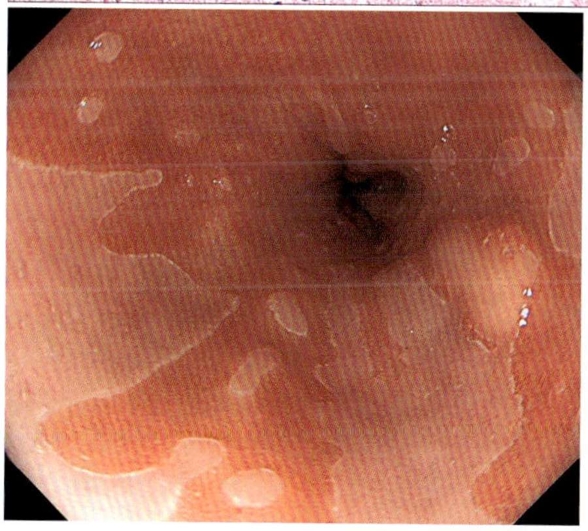

a	b
c	d
e	

图2 ［病例2］

a WLI像。在LSBE内右壁发现黄色的SMT，其顶部的一部分被扁平上皮所覆盖。

b EUS像。在第2/7 ~ 3/7层见有低回声肿瘤，其内部大致均匀。

c HE染色像。在细胞质内见有微小颗粒。

d S-100蛋白染色像。呈强阳性。

e 随访10年，虽然顶部的扁平上皮的覆盖面扩大了，但GCT本身没有增大。

参考文献

[1] Abrikossoff A. Further investigations on myoblastomas. Virchows Arch Pathol Anat Physiol Klin Med 280:723-740, 1931

[2] 高木靖寛, 岩下明德, 山田豊, 他. 消化管顆粒細胞腫の診断と治療. 胃と腸 39:628-639, 2004

[3] Fried KS, Arden JL, Gouge TH et al. Multifocal granular cell tumors of the gastrointestinal tract. Am J Gastroenterol 79:751-755, 1984

[4] Lipkin-Moore Z, Thomas RM, Rothstein RD. Multifocal synchronous granular cell tumors of the gastrointestinal tract. ACG Case Rep J 8:193-195, 2014

[5] Saleh H, El-Fakharany M, Frankle M. Multiple synchronous granular cell tumors involving the colon, appendix and mesentery: a case report and review of the literature. J Gastrointestin Liver Dis 18:475-478, 2009

[6] David O, Jakate S. Multifocal granular cell tumor of the esophagus and proximal stomach with infiltrative pattern: a case report and review of the literature. Arch Pathol Lab Med 123:967-973, 1999

[7] Yoshizawa A, Ota H, Sakaguchi N, et al. Malignant granular cell tumor of the esophagus. Virchows Arch 444:304-306, 2004

[8] Xu GQ, Chen HT, Xu CF, et al. Esophageal granular cell tumors: report of 9 cases and a literature review. World J Gastroenterol 18:7118-7121, 2012

食管良性肿瘤及肿瘤样病变的诊断
平滑肌瘤

Leiomyoma

松浦 伦子[1] 河野 光泰 嶋本 有策
福田 弘武 岩上 裕吉 中平 博子
七条 智圣 前川 聪 金坂 卓
竹内 洋司 东野 晃治 上堂 文也
石原 立

[1] 大阪国際がんセンター消化管内科
〒 541-8567 大阪市中央区大手前 3 丁目 1-69
E-mail : ibura10@icloud.com

关键词 食管黏膜下肿瘤 平滑肌瘤（leiomyoma） 内镜诊断 超声内镜（EUS）

疾病的概念

食管平滑肌瘤是在食管发生率最高的黏膜下肿瘤（submucosal tumor, SMT），已知其占食管的胃肠道间质瘤（gastrointestinal mesenchymal tumor, GIMT）的约 90%。食管平滑肌瘤一般无症状，多在体检或其他疾病的详细检查中偶然被发现。从组织病理学上看，梭形细胞呈束状交错，细胞密度低，几乎未见核分裂象。在免疫组织化学染色中，α-SMA 和 desmin 为强阳性，CD34、KIT 及 S-100 蛋白为阴性，由此被诊断。

疾病的特征和鉴别诊断

好发部位为食管下部。

据报道，发生于内环行肌的概率最高（74%），其次是黏膜肌层（MM）（18%），发生于外环行肌的概率较低（8%）。肿瘤的大小有一定范围，超过 50 mm 的也并不少见，多发的情况也不少。

在常规内镜观察中，肿瘤由不伴有糜烂和溃疡的正常黏膜所覆盖。在来源于黏膜肌层的平滑肌瘤陡峭隆起，而来源于肌层的平滑肌瘤平缓隆起。来源于黏膜肌层的平滑肌瘤由于存在于离表层较近之处，因此可以通过活检进行诊断（**图 1**），但来源于肌层的平滑肌瘤则需要进行钻孔活检或超声内镜引导下细针穿刺活检（endoscopic ultrasound-guided fine needle aspiration, EUS-FNA）。

因为在常规内镜观察下可以辨识的只不过是 SMT 的一部分，所以为了把握整体情况，也为了获得上皮下的信息，需要进行超声内镜检查（endoscopic ultrasonography, EUS）。一般来说，平滑肌瘤作为内部均质的低回声肿瘤被扫查出来，但如果内部见有出血和坏死，则怀疑有恶性病变的可能性。

在病变较大时，CT 对肿瘤的定性诊断和壁外诊断的评价有用。另外，对于与纵隔肿瘤和

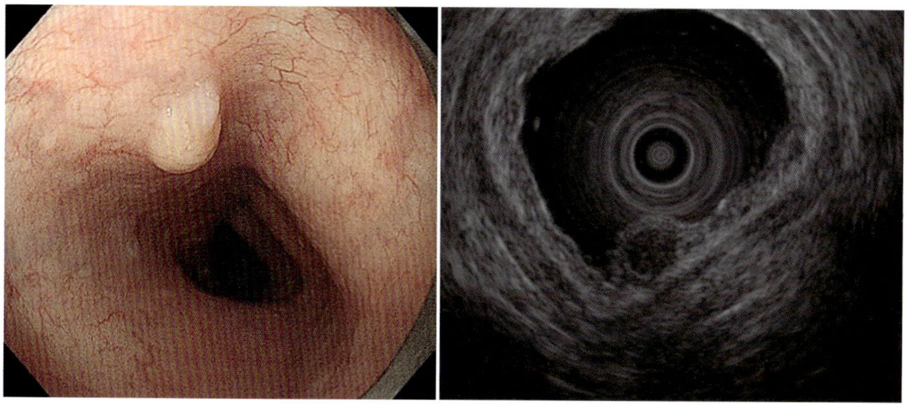

a | b

图1 平滑肌瘤。

a 在胸段食管上部前壁侧见有5 mm大小、隆起陡峭的SMT。

b EUS像。作为内部均质的低回声肿瘤被辨识。在病灶下部可连续追踪黏膜下层，诊断为源于黏膜肌层的平滑肌瘤。通过活检诊断为平滑肌瘤。

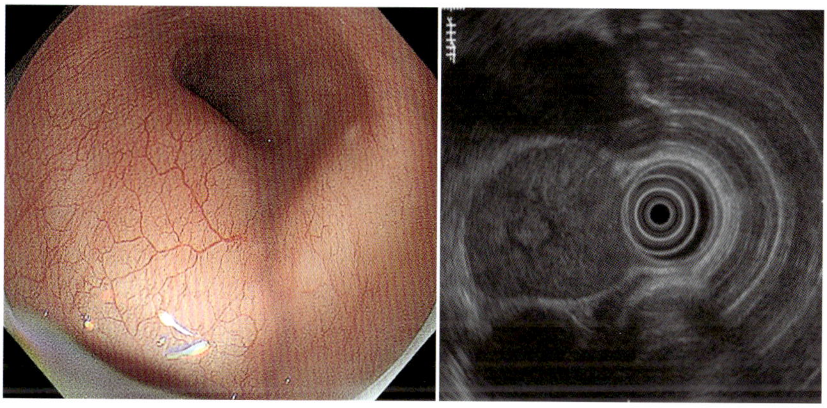

a | b

图2 胃肠道间质瘤（GIST）。

a 在胸段食管下部左壁侧见有SMT样的平缓的隆起。

b EUS像。作为与肌层相连续的低回声肿瘤被辨识。其内部散在有无回声区域。病变长径为50 mm大小。经EUS-FNA诊断为GIST，施行了外科手术。组织病理学诊断为GIST。72 mm大，高倍视野（high power field, HPF）下有丝分裂指数（mitotic index）为8/50，诊断为高风险。

大血管等所引起的来自食管外的占位挤压之间的鉴别也有用。

以下是需要鉴别的疾病。

1. 胃肠道间质瘤（GIST）

食管原发胃肠道间质瘤（gastrointestinal stromal tumor, GIST）占消化道GIST的2%～5%，极为罕见。在常规内镜观察下，呈与平滑肌瘤相似的形状，很难鉴别。在EUS下，二者均呈现与肌层相连续的低回声肿瘤，但平滑肌瘤内部回声均匀，而GIST稍微欠均匀，有时散见有无回声区域（**图2**）。最终需要EUS-FNA、钻孔活检等组织病理学诊断。在免疫组织化学染色中，KIT在95%左右的GIST呈阳性，CD34在70%～80%的GIST呈阳性。DOG1也被用作GIST的特异性标志物。

2. 颗粒细胞瘤（GCT）

在食管，颗粒细胞瘤（granular cell tumor, GCT）是仅次于平滑肌瘤的发生率高的良性肿瘤，呈现特征性的臼齿状形态（**图3**）。其好发部位为食管下部，在EUS下呈现与2/9～4/9层相连续的低回声肿瘤，与平滑肌瘤相比呈现较高的回声表现。由于GCT的肿瘤组织多存在于上皮正下方，所以可以通过活检诊断。

3. 脂肪瘤

脂肪瘤呈黄色，用活检钳按压时柔软变形。在EUS下呈现与2/9～4/9层相连续的等回声肿瘤（**图4**）。当活检时脂肪组织露出。

4. 食管平滑肌肉瘤

食管平滑肌肉瘤是一种罕见的疾病。由于平滑肌肉瘤多伴有出血和坏死，所以在EUS下内部回声欠均匀。在不引起溃疡形成的情况下，仅凭影像学表现难以与平滑肌瘤相鉴别，为了确定诊断需要组织病理学诊断。

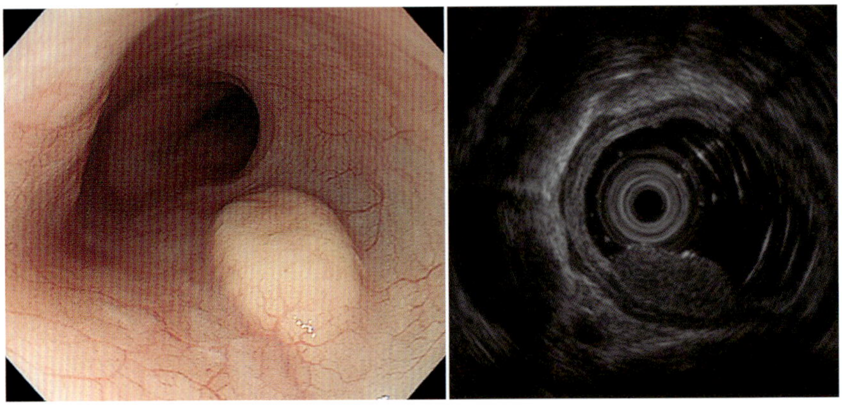

a | b

图3 颗粒细胞瘤。

a 在胸段食管中部后壁侧见有8 mm大小、隆起陡峭的SMT。

b EUS像。呈现与2/9 ~ 4/9层相连续的低回声肿瘤。内部回声比平滑肌瘤稍高。经活检诊断为GCT。

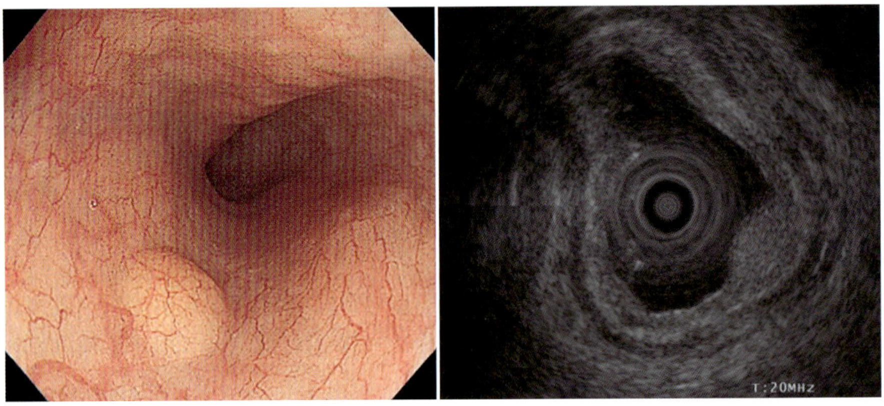

a | b

图4 脂肪瘤。

a 在胸段食管上部后壁侧见有8 mm大小、平缓隆起的SMT。

b EUS像。呈现与2/9 ~ 4/9层相连续的等回声肿瘤。经活检诊断为脂肪瘤。

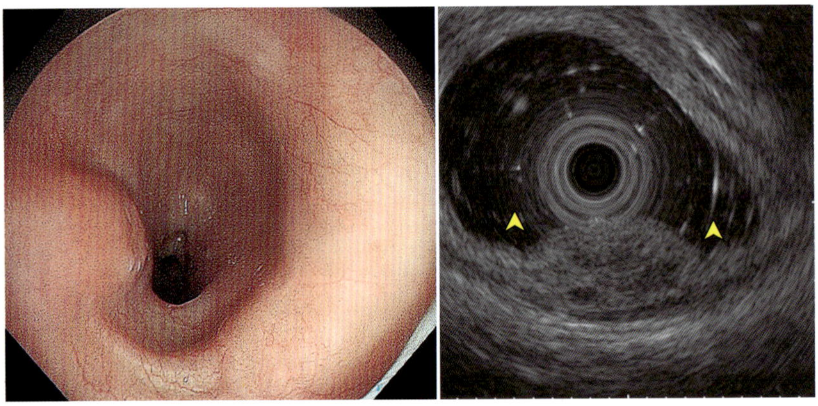

a | b

图5 SMT样食管癌。

a 在胸段食管下部左壁侧见有10 mm大小、平缓隆起的SMT样病变。

b EUS像。内部回声不均匀，呈隔室化的低回声肿瘤（黄色箭头所指）。1/9层变薄。经活检诊断为神经内分泌癌（neuroendocrine carcinoma, NEC）。

5. SMT样癌

在食管癌中也有呈SMT样形态的病变。在许多病变，在病变表面的一部分可见有上皮内癌的成分，但在极少的情况下，病变的大部分被正常上皮所覆盖，因此有时与SMT之间的鉴别很难。在EUS下，平滑肌瘤的1/9层可以连续扫查出，而SMT样癌的1/9层断裂、变薄（**图5**）。在平滑肌瘤，内部回声呈均匀的低回声表现，而在癌则呈不均匀的低回声表现。

治疗方针

如果是良性肿瘤，无症状，则进行定期随访观察。

在有症状和增大趋势，长径超过50 mm的

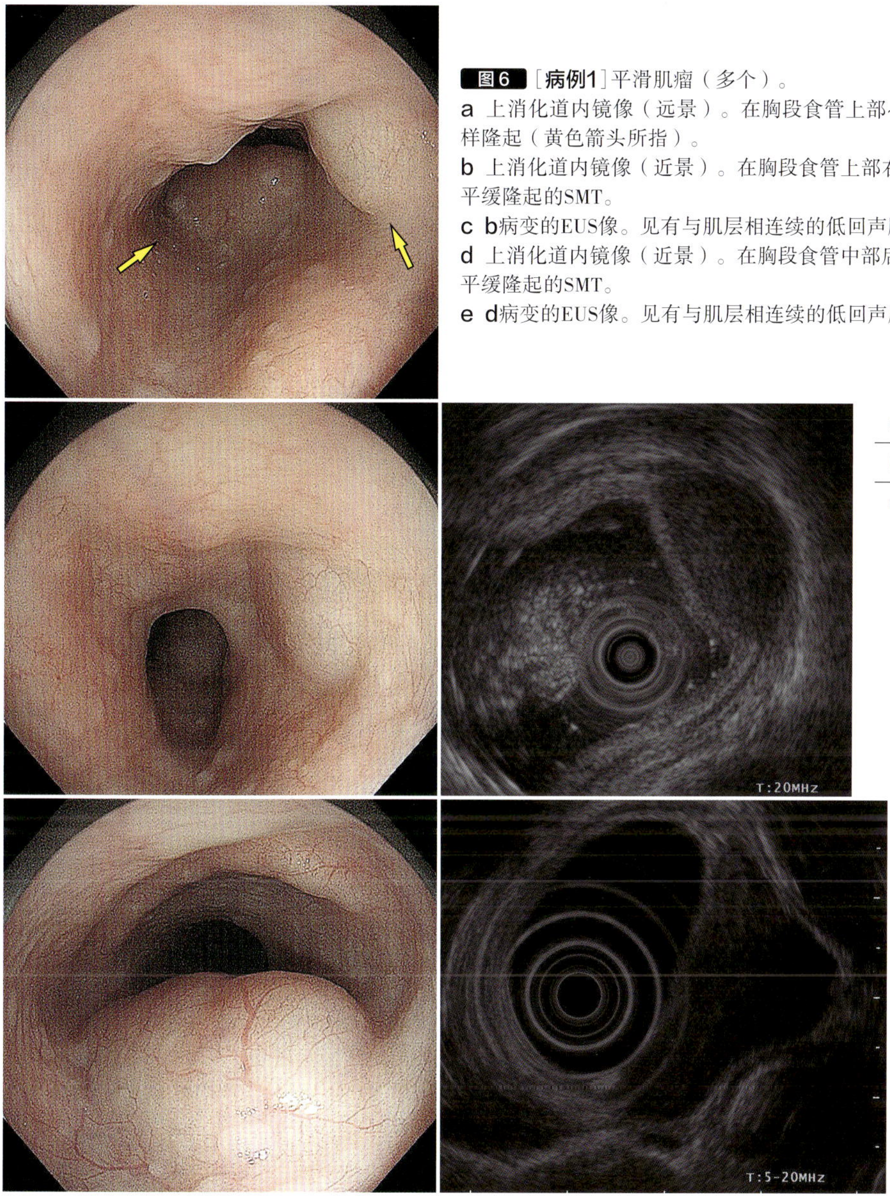

图6 ［**病例1**］平滑肌瘤（多个）。
a 上消化道内镜像（远景）。在胸段食管上部~食管中部发现多个SMT样隆起（黄色箭头所指）。
b 上消化道内镜像（近景）。在胸段食管上部右壁侧见有10 mm大小、平缓隆起的SMT。
c b病变的EUS像。见有与肌层相连续的低回声肿瘤。内部回声均匀。
d 上消化道内镜像（近景）。在胸段食管中部后壁侧见有30 mm大小、平缓隆起的SMT。
e d病变的EUS像。见有与肌层相连续的低回声肿瘤。内部回声均匀。

大病变应考虑肿瘤切除。如果是与黏膜肌层相连续的病变，为内镜下切除（EMR/ESD）的适应证。如果是与肌层相连续的病变，可考虑外科切除，但近年来也有时进行经口内镜下肿瘤切除术（per-oral endoscopic tumor resection，POET）等的内镜下切除。

病例

［**病例**］ 60多岁，女性，多发平滑肌瘤。

在以筛查为目的的上消化道内镜检查中被指出有食管SMT。在距切齿列22 cm的右壁侧、距切齿列25 cm的后壁侧分别见有10 mm大、30 mm大的SMT（**图6a，b，d**），表面平滑，平缓隆起。用活检钳按压时较硬，气垫征（cushion sign）阴性。在EUS下均呈与肌层相连续的低回声肿瘤，内部回声均匀（**图6c，e**）。诊断为与肌层相连续的平滑肌瘤。当用活检钳多次摘除正常黏膜后肿瘤露出，施行了钻孔活

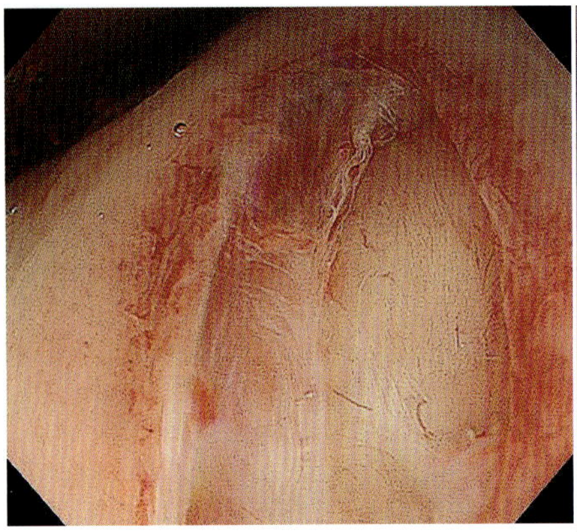

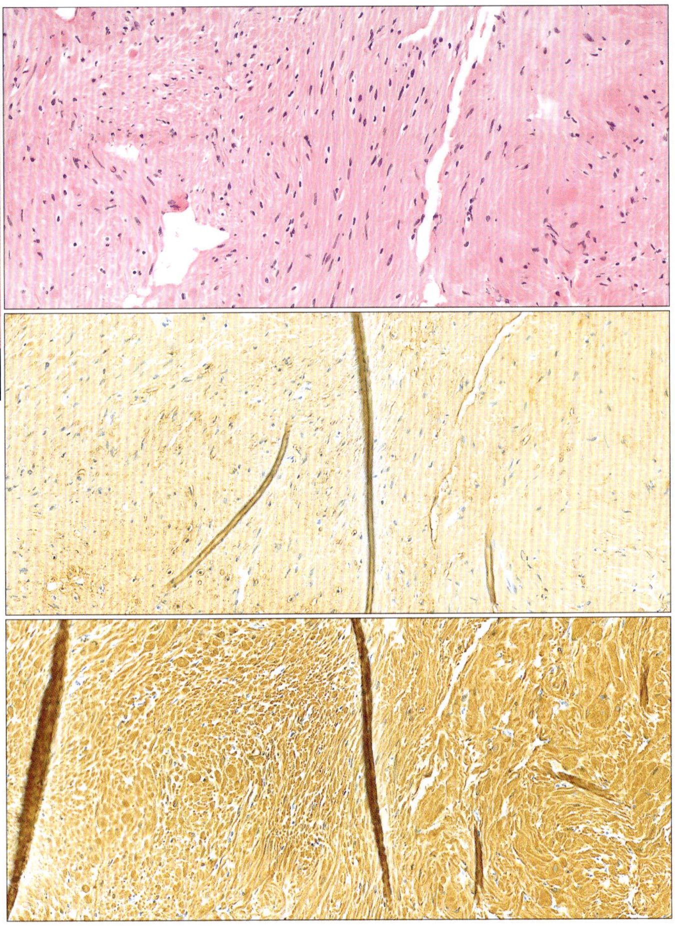

图6 （续）[**病例**]
f 当用带针的活检钳对胸段食管中部的**d**病变进行钻孔活检时，肿瘤露出。
g~i 在HE染色中，可见缺乏异型的梭形细胞增殖（**g**）。在免疫染色中，α-SMA（**h**）、desmin（**i**）呈阳性，诊断为平滑肌瘤。

检（**图6f**）。在HE染色中见有梭形细胞增殖（**图6g**），在免疫组织化学染色中α-SMA和desmin呈阳性（**图6h，i**），诊断为平滑肌瘤。

参考文献

[1] 西田俊朗, 廣田誠一. GIST Educational Book. メディカルレビュー社, pp 1-137, 2003
[2] Hatch GF 3rd, Wertheimer-Hatch L, Hatch KF, et al. Tumors of the esophagus. World J Surg 24:401-411, 2000
[3] 田久保海誉. 良性非上皮性腫瘍. 食道の病理, 第2版. 総合医学社, pp 99-115, 1996
[4] Carrillo R, Candia A, Rodriguez-Peralto JL, et al. Prognostic significance of DNA ploidy and proliferative index (MIB-1 index) in gastrointestinal stromal tumors. Hum Pathol 28:160-165, 1997
[5] Miettinen M, Majidi M, Lasota J. Pathology and diagnostic criteria of gastrointestinal stromal tumors (GISTs): a review. Eur J Cancer 38:S39-51, 2002
[6] Miettinen M, Sobin LH, Sarlomo-Rikala M. Immunohistochemical spectrum of GISTs at different sites and their differential diagnosis with a reference to CD117 (KIT). Mod Pathol 13:1134-1142, 2000
[7] 松浦倫子, 上堂文也, 七條智聖, 他. 粘膜下腫瘍様食道癌と粘膜下腫瘍の鑑別. 胃と腸 53:1775-1782, 2018
[8] Onimaru M, Inoue H, Bechara R, et al. Clinical outcomes of per-oral endoscopic tumor resection for submucosal tumors in the esophagus and gastric cardia. Dig Endosc 2019 Jun 24 [Epub ahead of print]

食管良性肿瘤及肿瘤样病变的诊断

食管神经鞘瘤

Schwannoma

岛田 英雄[1]　西 隆之　井野元 智惠[2]

[1] 東海大学医学部付属大磯病院外科
〒259-0198 神奈川県中郡大磯町月京 21-1
E-mail : seikai@is.icc.u-tokai.ac.jp
[2] 同　病理診断科

关键词　食管黏膜下肿瘤　食管神经鞘瘤　内镜诊断　MRI　免疫染色

疾病的概念

发生于食管的神经性肿瘤有神经鞘瘤、神经纤维瘤、颗粒细胞瘤等。

神经鞘瘤（schwannoma）是源于 Schwann 细胞的肿瘤，好发于头颈部和四肢等部位。发生于消化道的神经鞘瘤很少，由存在于肠管肌层之间的 Auerbach 神经丛发生，发生率由高到低的顺序为胃、十二指肠、空肠、回肠，而在食管很罕见。

在日本报道的 53 例食管神经鞘瘤的统计中，平均年龄为 57.4 岁，男女比例为 17：36，女性约为男性的 2 倍多。肿瘤多位于胸段食管上部，占 50.9%；平均肿瘤径为 55.4 mm，相对较大，但大小在 5 ~ 109 mm 之间不等。在自觉症状中，见有吞咽困难的占 43%，32% 没有症状。

组织病理学上，在 HE 染色中，伴有不清晰的核并呈栅状排列的梭形细胞密集而错综复杂地增生。在免疫染色中，其特征是 S-100 蛋白为阳性，CD34 在约 50% 的病例中部分为阳性，c-kit、desmin、α-SMA 为阴性。神经鞘瘤绝大部分是良性肿瘤，但也有恶性神经鞘瘤的报道。

疾病的特征和鉴别诊断

食管神经鞘瘤在食管黏膜下肿瘤（submucosal tumor, SMT）中，与平滑肌瘤、胃肠道间质瘤（gastrointestinal stromal tumor, GIST）、平滑肌肉瘤一起被分类为间叶源性肿瘤。

在内镜检查中，在食管内腔见有呈半球状或丘状隆起的病变。其表面平滑，凹凸少，黏膜颜色和血管透见性的变化也少。在 CT、MRI 中，多数呈内部均匀的造影效果，作为边界清晰的实质性肿瘤被辨识。有报道指出，虽然在消化道神经鞘瘤的造影效果各不相同，但内部均匀是其特征，并作为与 GIST 之间的鉴别点。在超声内镜检查（endoscopic ultrasonography, EUS）中，作为发生于固有肌层的、内部回声比较欠均匀的低回声肿瘤被辨识。SMT 在常规内镜活检中的诊断率较低，对于以治疗为前提

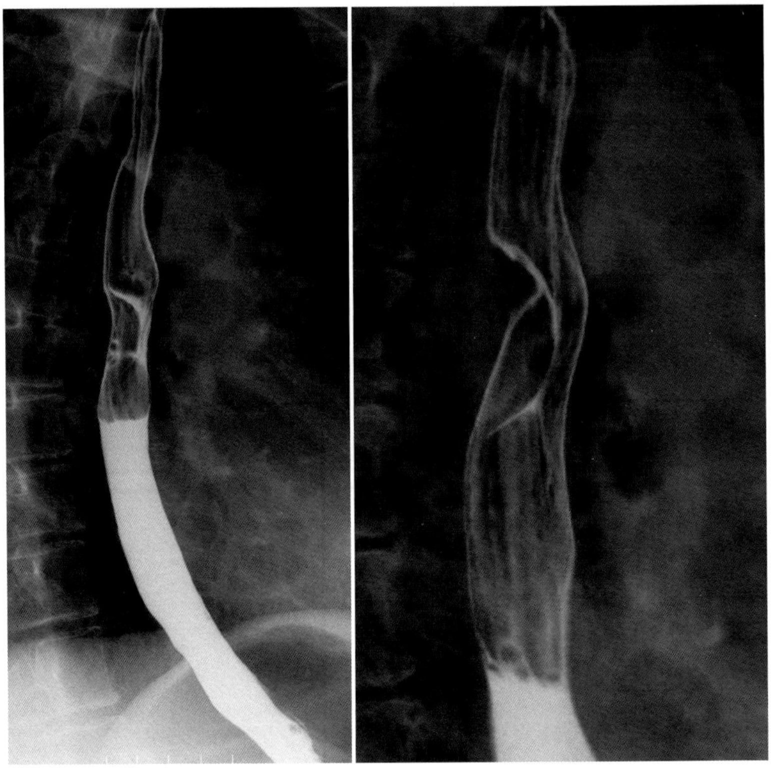

图1 ［**病例**］食管X线造影像。在胸段食管中部的右侧壁见有平缓凸起、表面平滑的隆起性病变。

需要组织病理学诊断的SMT，采用超声内镜引导下细针穿刺活检术（EUS-guided fine needle aspiration, EUS-FNA）的细胞诊断是有效的组织病理学诊断法。也有报道，在正电子发射计算机断层扫描（positron emission tomography with CT, PET-CT）检查中，标准化摄取值（standardized uptake value, SUV）最大范围为2.5～9.7，平均为5.1，见有中等程度以上积聚的肿瘤较多。

也有很多通过影像学诊断与其他食管SMT和呈同样形态的病变之间的鉴别非常困难的病变。作为比较容易鉴别的病变，有食管脂肪瘤、食管颗粒细胞瘤、食管囊肿、淋巴管瘤等。但是，在食管SMT中发生率最高的食管平滑肌瘤，由于其形态与神经鞘瘤相同，所以很难通过内镜表现进行鉴别，即使进行CT、MRI等检查也很难鉴别，必须进行活检诊断。在免疫染色中，α-SMA、desmin为阳性，c-kit、CD34、S-100蛋白为阴性。食管GIST是最需要与食管神经鞘瘤相鉴别的病变。但是，与平滑肌瘤一样，即使通过内镜表现和其他影像学诊断也极难鉴别。如果在活检组织的免疫染色中c-kit和CD34为阳性，则可以确定诊断为GIST。

治疗方针

食管神经鞘瘤为良性疾病，没有关于明确的手术适应证的标准。但是，在见有自觉症状的病例、在随访观察中发现有增大趋势的病例以及GIST等怀疑为恶性的病例，为手术的适应证。

如果是小的肿瘤，也可以考虑经口的内镜下核出术，但通常是选择通过电视胸腔镜手术（video-assisted thoracoscopic surgery, VATS）的核出术。另外，根据肿瘤的大小和占位部位的不同，有时还需要施行食管切除和再造术。

病例

［**病例**］ 50多岁，男性。食管神经鞘瘤。

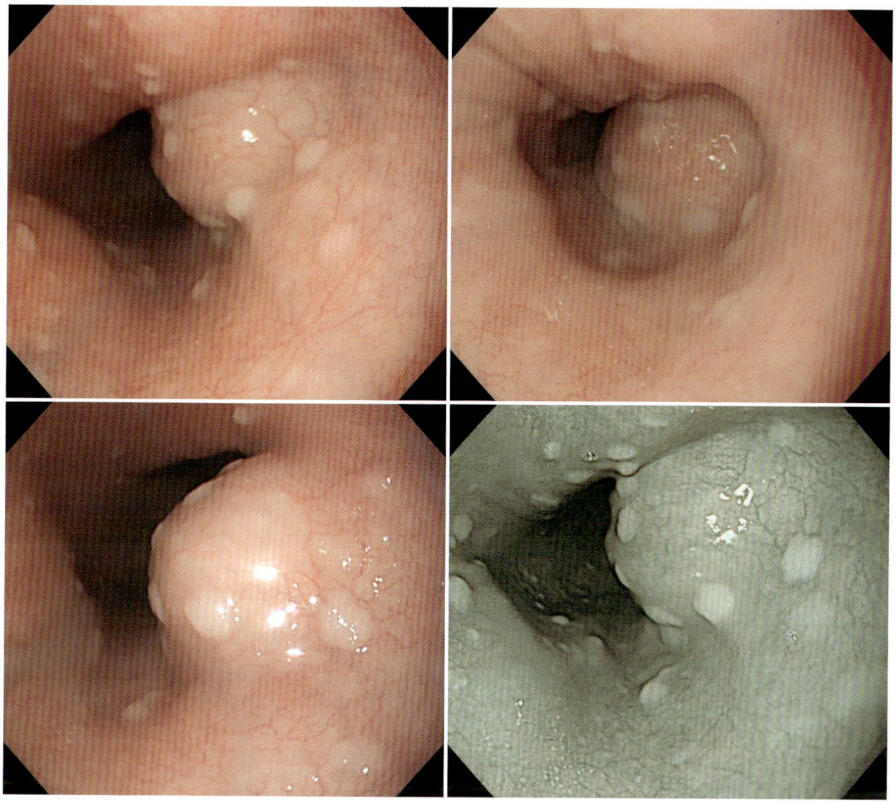

a	b
c	d

图2 ［病例］内镜像。
a 突出于食管内腔的半球状的肿瘤。
b 轻度伸展像。
c 即使高度伸展形态也没有变化。
d 窄带成像（narrow band imaging, NBI）像。血管网未见异常。

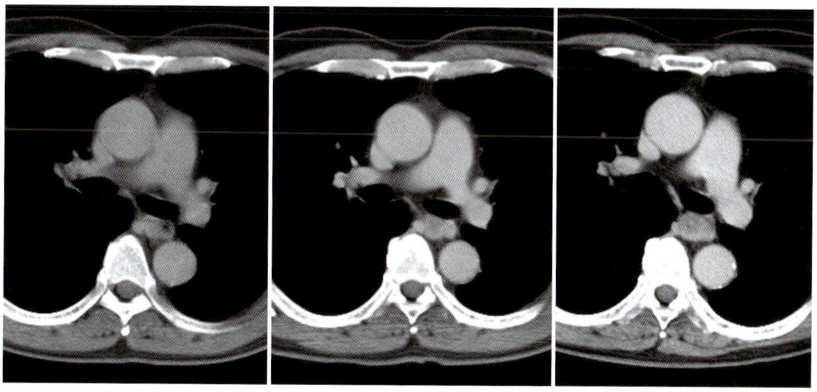

a | b | c

图3 ［病例］CT像。
a 初次检查。见有呈略不均匀的造影效果、边界清晰的实质性肿瘤。
b 2年后。见有轻度的增大。
c 4年后。发现进一步增大。

在定期体检的X线检查中被指出食管有异常。之后，以食管SMT这一诊断，在其他医院接受了定期检查。在随访观察第4年的CT检查中指出有增大的趋势。在食管X线造影检查中，发现在胸段食管中部的右侧壁上有平缓凸起、表面平滑的隆起性病变（图1）。

在内镜检查中，发现在距上切齿列28 cm的右侧壁上有突出于内腔的半球状隆起性病变（图2a）。隆起表面被正常黏膜所覆盖，无明显的凹凸不规则，并可透见血管网（图2d）。即使改变送气量，隆起形态也没有变化，并且未见病变有可移性（图2b，c）。

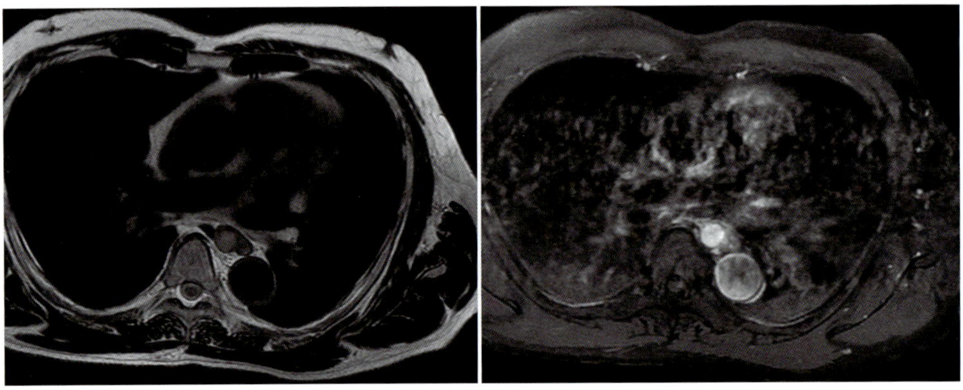

a | b

图4 ［**病例**］MRI像。
a T2增强图像。肿瘤呈淡淡的高信号。
b 造影T1增强图像。见有大致均匀的强造影效果。

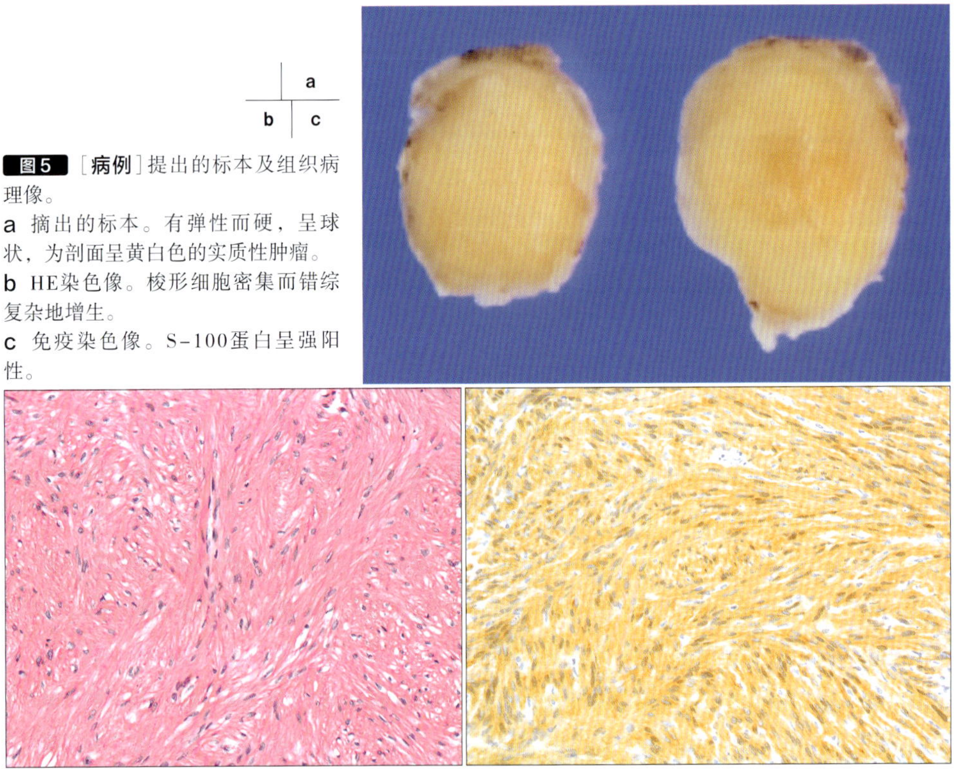

a
b | c

图5 ［**病例**］提出的标本及组织病理像。
a 摘出的标本。有弹性而硬，呈球状，为剖面呈黄白色的实质性肿瘤。
b HE染色像。梭形细胞密集而错综复杂地增生。
c 免疫染色像。S-100蛋白呈强阳性。

在CT检查中，胸段食管呈稍不均匀的造影效果，作为边界清晰的实质性肿瘤被辨识（**图3a**）。未发现淋巴结肿大和转移的表现。与初次检查相比，经过4年的随访观察，见有肿瘤的增大（**图3b，c**）。

在MRI检查中，在T2增强图像中肿瘤作为淡淡的高信号被观察到（**图4a**），而在造影T1增强图像中则见有大致均匀而增强的造影效果（**图4b**）。

根据呈增大趋势的源于固有肌层的食管SMT这一诊断，施行了核出术。摘出的标本有弹性而硬，呈球状，剖面为黄白色的实质性肿瘤（**图5a**）。在组织病理学检查中见有梭形细胞呈密集而错综复杂增生的表现（**图5b**）。在

免疫染色中，S-100 蛋白呈强阳性（**图 5c**），CD34、c-kit、desmin、α-SMA 呈阴性。

为确定诊断为神经鞘瘤的特征性的组织病理表现，未观察到恶性表现。

参考文献

[1] 安田洋, 海江田衛, 菰方輝夫. 食道亜全摘術を施行した胸部食道神経鞘腫の 1 例. 日臨外会誌 78:687-692, 2017

[2] Choi JW, Choi D, Kim KM, et al, Small submucosal tumors of the stomach : differentiation of gastric schwannoma from gastrointestinal stromal tumor with CT. Korean J Radiol 13: 425-433, 2012

[3] 有馬美和子, 多田正弘. 食道粘膜下腫瘍のEUS-FNA診断. 消内視鏡 21:1692-1701, 2009

[4] Sato S, Takagi M, Watanabe M, et al. A case report of benign esophageal schwannoma with FDG uptake on PET-CT and literature review of 42 cases in Japan. Esophagus 9:165-171, 2012

[5] Sugiyama S, Koide N, Takeuchi D, et al. Clinicopathological characteristics and outcomes of esophageal submucosal tumors upon treatment by thoracoscopic enucleation or endoscopic follow up alone. Esophagus 12:31-37, 2015

食管良性肿瘤及肿瘤样病变的诊断

食管乳头状瘤

Papilloma

小泽 俊文[1]　三浦 恭资　白井 宏和
中川 贵之　齐藤 雅也

[1] 総合犬山中央病院消化器内科
〒484-8511 犬山市大字五郎丸字二タ子塚 6

关键词　食管乳头状瘤　鉴别诊断　NBI 放大观察

疾病的概念

食管乳头状瘤是上皮性的食管良性肿瘤，在临床上常常遇到，恶性化的病变极为罕见，病理学意义不大。由于其几乎无症状，大多是在进行内镜检查时偶然被发现的。男女发病比例为 2 ∶ 1，以男性居多，在中老年人比较多见。据报道，食管乳头状瘤好发部位为食管下部，平均径为 7 mm，比较小，发生率为 0.07% ~ 0.44%。由于多合并于反流性食管炎和裂孔疝，其病因被认为是由于胃酸反流所引起的慢性刺激。另外，20 世纪 80 年代以后也被报道与人乳头状瘤病毒（human papilloma virus, HPV）相关，但现在是否定的。

疾病的特征和鉴别诊断

内镜表现为突出于食管内腔的息肉状隆起，颜色为乳白色，具有透明感。多为平坦的无蒂病变（spiked type/ 锥型，**图 1a，b**），但也可以看到呈松球状或桑葚状（endophytic type/ 内部生长型，**图 1c**）和海葵样的形态（exophytic type/ 外部生长型，**图 1d**）等变化。虽然多为单发，但也有多发的情况（**图 2**）。

在碘染色中多呈淡染。在窄带成像（narrow band imaging, NBI）放大内镜下可以观察到无不规则性的延长的袢状血管——上皮内乳头样毛细血管袢（intraepithelial papillary capillary loop, IPCL）（**图 3a**），但是，当隆起变高时血管的扩张、蛇行明显（**图 3b**）。

对于鉴别诊断，可以举出呈白色的比较小的病变。与 0-Ⅱa 型食管癌和上皮形成（epidermization）之间的鉴别点是，这两种病变的白浊度都很明显，大多数情况下缺乏在本病变可以观察到的透明感，因此鉴别很容易。另外，在 NBI 放大观察下也不能观察到像本病变这样的袢状血管。还有，由于发生于食管胃接合处的病变呈发红的颜色，因此需要与食管胃接合处癌相鉴别（**图 4**）。

在组织病理学上为呈角化不全（parakeratosis）和角化过度（hyperkeratosis）表现的扁平上皮的增殖性变化。可以观察到乳头上皮向表层侧的延伸、上皮的增生性肥厚、血管的增生等。

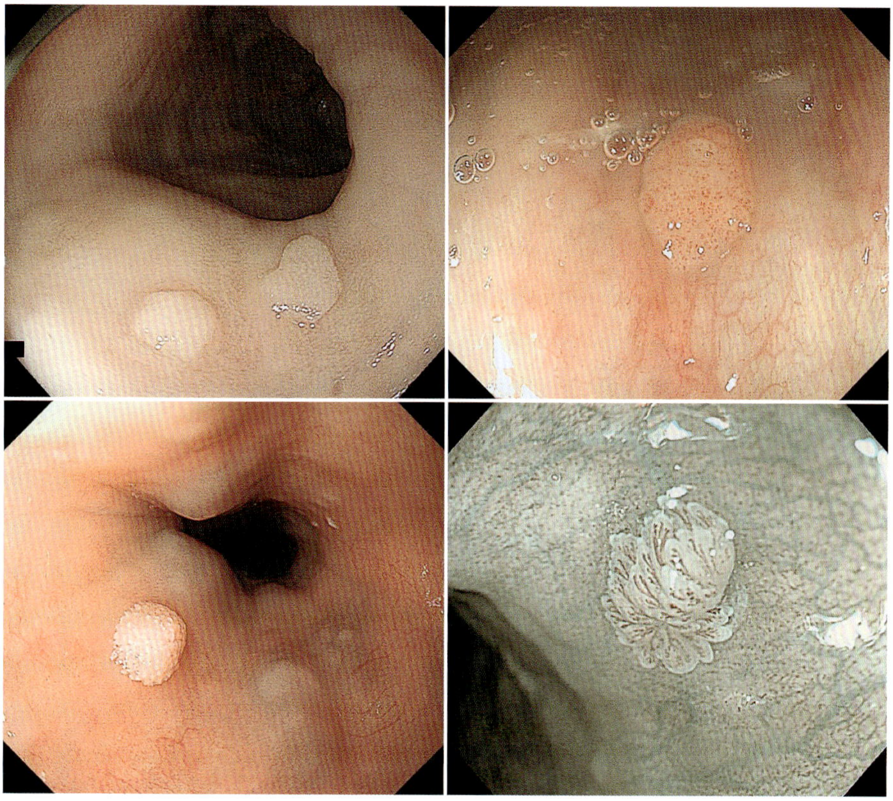

a b
c d

图1

a 呈乳白色，具有透明感的平坦无蒂的隆起性病变（spiked type/锥型）。

b 轻度发红的平坦无蒂的隆起性病变（spiked type/锥型）。

c 白色明显的松球状或桑葚状的隆起性病变（endophytic type/内部生长型）。

d 海葵样的隆起性病变（exophytic type/外部生长型）

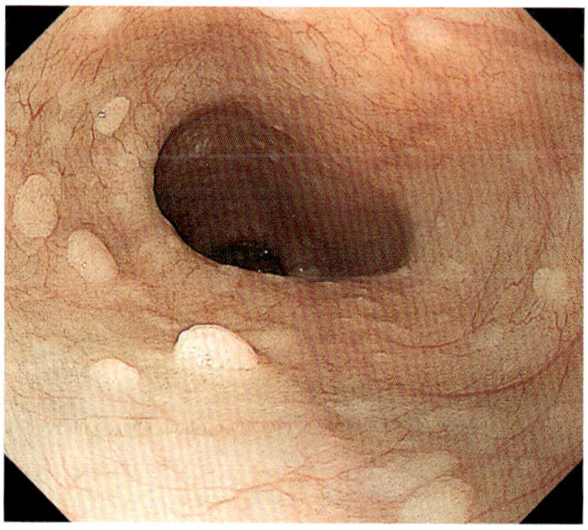

图2 多发病例。

治疗方针

食管乳头状瘤的癌变是极其罕见的，只要无自觉症状，或者在无增大趋势和出血的情况下采取随访观察策略。必要时可以施行钳取活检和息肉切除。

病例

1. 内镜表现

在靠近胸段食管下部的右后壁处，发现

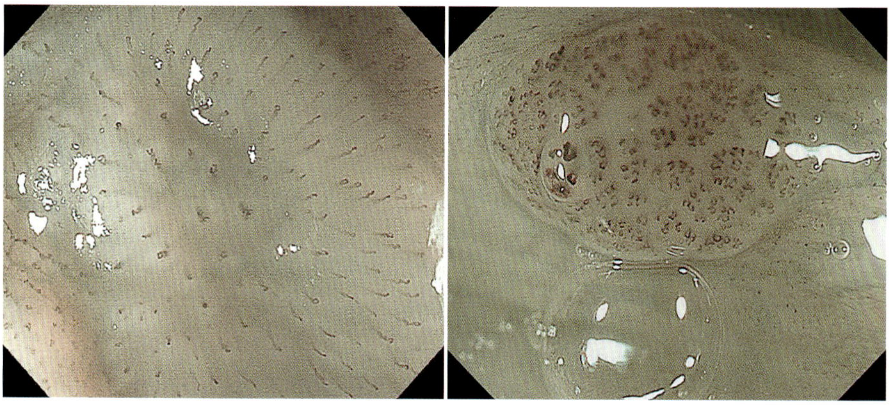

a b

图3

a NBI放大观察像。无不规则性的、延长的IPCL。

b 隆起高度较高的其他病变的NBI放大观察像。虽无不规则性，但是IPCL的延长、扩张、蛇行明显。

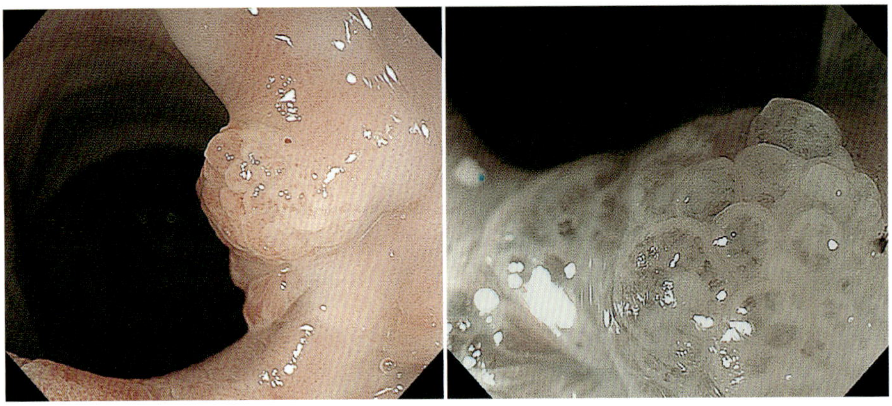

a | b

图4

a 发生于食管胃接合处的发红的乳头状瘤。表面呈松球状结构。

b NBI放大观察像。IPCL呈圆点（dot）状，扩张明显，但形状均一。

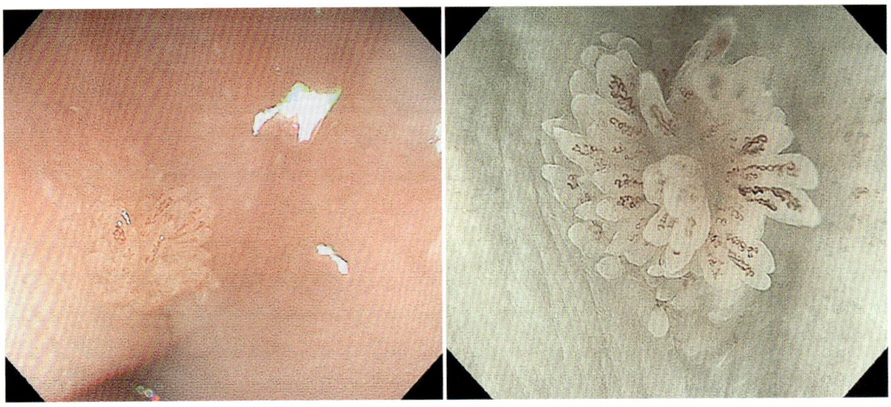

a | b

图5

a 为略呈黄白色的隆起性病变，表面为均一的颗粒、乳头状结构。

b 采用水浸法的NBI放大观察像。颗粒间开大，呈海葵样外观。在IPCL中未见口径不同、形状不均一等不规则性表现。

了与周围相比略呈黄白色的隆起性病变（图5a）。病变的表面为均一的颗粒、乳头状，并且可以观察到扩张的血管。当用浸水法NBI放大观察时，颗粒间开大，呈现出海葵样的外观（图5b）。尽管IPCL扩张、延长，但未见口径不同和形状不均一等表现。

2. 组织病理学表现

在活检组织病理标本上可以观察到乳头上皮向表层侧的延伸、上皮的增生性肥厚、血管增生等。

参考文献

[1] 五味博子, 田中輝行, 近藤慎太郎, 他. 食道乳頭腫. 別冊日臨 消化管症候群 上, 第2版. 日本臨牀社, pp 119-121, 2009

[2] Kawaura Y. Squamous cell papilloma of the esophagus: report of 17 cases and review of the literature. Esophagus 2:161-164, 2005

食管良性肿瘤及肿瘤样病变的诊断

血管瘤

Hemangioma

前田 有纪[1] 门马 久美子 梶原 有史[2]
三浦 昭顺[3] 千叶 哲磨 铃木 邦士
堀口 慎一郎[4] 比岛 恒和

[1]がん・感染症センター都立駒込病院内視鏡科
〒113-8677 東京都文京区本駒込 3 丁目 18-22
E-mail : maeda-yuki@umin.net
[2]同 消化器内科
[3]同 食道外科
[4]同 病理科

关键词 **食管血管瘤 海绵状血管瘤 血管瘤 静脉畸形 毛细血管畸形**

疾病的概念

虽然血管性病变的分类和术语多少有些混乱，但在现在的国际脉管性病变研究协会（International Society for the Study of Vascular Anomalies, ISSVA）分类中，大致被分为血管瘤和血管畸形。构成血管的细胞（血管内皮细胞、周细胞）增殖的病变被视为肿瘤，由血管的形态异常所引起的病变被视为畸形。

在以往的分类中，根据增殖的血管的形态等，被分类为毛细血管瘤、海绵状血管瘤、静脉性血管瘤、蔓状血管瘤、化脓性肉芽肿、上皮样血管瘤等，消化道血管瘤的大部分为海绵状血管瘤、毛细血管瘤或化脓性肉芽肿。

在 ISSVA 分类中，海绵状血管瘤（cavernous hemangioma）相当于静脉畸形（venous malformation）；毛细血管瘤（capillary hemangioma）和化脓性肉芽肿（pyogenic granuloma）相当于毛细血管畸形（capillary malformation）（**表 1**、**表 2**）。

食管血管瘤（血管畸形）是一种比较罕见的疾病，据报道占食管良性肿瘤的 2% ~ 4%。

疾病的特征

海绵状血管瘤（静脉畸形）好发于胸段食管上部，在内镜检查中，作为反映潴留有静脉血而呈蓝色至暗红色的黏膜下肿瘤被观察到，也有时在表面见有扩张的血管结构（**图 1a，b**）。病变柔软，当用活检钳压迫时容易凹陷。在超声内镜检查（endoscopic ultrasonography, EUS）中，具有较低回声的有腔的病变呈浸润性分布，有局限性分布的病变、呈海绵状结构的病变以及呈无回声的扩张蛇行的静脉曲张样结构的病变等多种多样。小腔集聚的病变也有时以高辉度被扫查出（**图 1d**）。静脉石可作为伴声影（acoustic shadow）的高辉度结节被扫查出，对静脉畸形特异性高（**图 1d**）。在多普勒超声检查中，也有时可以观察到单相性而低速的血流，但在 20% 病变不能确认血流。这其中有由于血流过慢而无法确认的情况和由于血栓

表1 ISSVA分类与在其他书上的名称的比较

ISSVA分类	在血管异常（vascular anomalies）表上的旧术语	在其他书中所用的名称（书名*）
CM（capillary malformation）毛细血管畸形	port-wine stain/葡萄酒色痣 naevus flammeus/鲜红斑痣	毛细血管畸形（外科病理学） synovial hemangioma/滑膜血管瘤（WHO） intramuscular angioma/肌肉内血管瘤（WHO） 肌肉内血管瘤（外科病理学）
VM（venous malformation）静脉畸形	venous hemangioma/静脉血管瘤 cavernous hemangioma/海绵状血管瘤 capillary-cavernous hemangioma/毛细血管-海绵状血管瘤 venous angioma/静脉血管瘤 cavernous angioma/海绵状血管瘤	venous hemangioma/静脉血管瘤（WHO） 静脉性血管瘤（外科病理学） cavernous hemangioma/海绵状血管瘤（Lever） 海绵状血管瘤（外科病理学） synovial hemangioma/滑膜血管瘤（WHO） intramuscular angioma/肌肉内血管瘤（WHO） 肌肉内血管瘤（外科病理学） venous malformations/静脉畸形（Enzinger） 蔓状血管瘤（外科病理学）
CLM（capillary-lymphatic malformation）毛细血管-淋巴管畸形	Hemolymphangioma/血管淋巴管瘤 Lymphangiohemangioma/淋巴管血管瘤	
LVM（lymphatico-venous malformation）淋巴管-静脉畸形	Hemolymphangioma/血管淋巴管瘤 Lymphangiohemangioma/淋巴管血管瘤	
CVM（capillary-venous malformation）毛细血管-静脉畸形		intramuscular angioma/肌肉内血管瘤（WHO） 肌肉内血管瘤（外科病理学）
arteriovenous malformation/动静脉畸形	arteriovenous hemangioma/动静脉血管瘤	arteriovenous hemangioma/动静脉血管瘤（WHO，Enzinger，Lever） synovial hemangioma/滑膜血管瘤（WHO） intramuscular angioma/肌肉内血管瘤（WHO） 肌肉内血管瘤（外科病理学）
infantile hemangioma/婴儿性毛细血管瘤	capillary hemangioma/毛细血管瘤 juvenile hemangioma/幼年性血管瘤 strawberry hemangioma/草莓状血管瘤 cellular capillary hemangioma/海绵状毛细血管瘤 capillary-cavernous hemangioma/毛细血管海绵状血管瘤 infantile hemangioendothelioma/婴儿型血管内皮细胞瘤	幼年性血管瘤（外科病理学） infantile hemangioma/婴儿性毛细血管瘤（Enzinger，Lever）

*：外科病理学：外科病理学（第4版），2006年；WHO：WHO Classification of Tumours of Soft Tissue and Bone （4th ed），2013；Liver：Lever' s Histopathology of the Skin （11th ed），2015；Enzinger：Enzinger & Weiss' s Soft Tissue Tumors （6th ed），2013

〔摘引自「難治性血管腫・血管奇形・リンパ管腫・リンパ管腫症および関連疾患についての調査研究」班（编）．血管腫・血管奇形・リンパ管奇形診療ガイドライン2017，第2版．平成26～28年度厚生労働科学研究費補助金難治性疾患等政策研究事業（難治性疾患政策研究事業），2017〕

形成而实际上没有血流的情况。在组织病理学上，海绵状血管瘤是由变形扩张的静脉构成的病变，无血管内皮细胞的增殖，在ISSVA分类中相当于静脉畸形；主要是在黏膜固有层到黏膜下层可见大量的扩张静脉，静脉壁由单层或数层内皮细胞组成（**图1f,g**）。在大的病变，扩张的静脉在食管壁全层性增生，也有时会波及壁外。在扩张的血管中，有伴有钙化的血栓，

表2 ISSVA分类与过去分类的对比

过去的分类		ISSVA分类	
		脉管性肿瘤	vascular tumor
草莓状血管瘤	strawberry hemangioma	婴儿性血管瘤	infantile hemangioma
		脉管畸形	vascular malformation
单纯性血管瘤	hemangioma simplex	毛细血管畸形	capillary malformation
毛细血管扩张	teleangiectasia		
葡萄酒色痣	port wine stain		
淋巴管瘤	lymphangioma	淋巴管畸形	lymphatic malformation
	cystic hygroma		
海绵状血管瘤	cavernous hemangioma	静脉畸形	venous malformation
静脉性血管瘤	venous hemangioma		
肌肉内血管瘤	intramuscular hemangioma		
滑膜血管瘤	synovial hemangioma		
动脉性血管瘤	arteriovenous hemangioma	动静脉性畸形	arteriovenous malformation

虽然显示的是典型的组合的例子，但并不是明确的一一对应，也有时与实际情况不同。
〔摘引自「難治性血管腫・血管奇形・リンパ管腫・リンパ管腫症および関連疾患についての調查研究」班（編）. 血管腫・血管奇形・リンパ管奇形診療ガイドライン2017，第2版. 平成26～28年度厚生労働科学研究費補助金難治性疾患等政策研究事業（難治性疾患政策研究事業），2017〕

也有时作为静脉石被观察到（**图 1f,g**）。

毛细血管瘤（毛细血管畸形）呈与周围组织边界清晰的小叶状增生，血管的形状比较接近于圆形。在大小毛细血管之间有成纤维细胞和细的胶原纤维，间质结缔组织比较少。

化脓性肉芽肿（pyogenic granuloma）也被称为分叶状毛细血管瘤（lobular capillary hemangioma，毛细血管畸形）。在内镜下，作为表面伴有白苔的有蒂或亚蒂性的隆起性病变被观察到（**图 2**）。白苔是由纤维蛋白和炎性细胞组成的渗出物，不易脱落。在组织病理学上，伴有血管内皮细胞肿大的毛细血管的分叶状增生为其特征，以各种比例混杂有炎性细胞，呈肉芽组织样结构。为易出血性，也有急速发育的情况，也有人建议积极地切除。

鉴别诊断

在食管黏膜下肿瘤中最常见的疾病是平滑肌瘤，此外还有颗粒细胞瘤、胃肠道间质瘤（gastrointestinal stromal tumor, GIST）、脂肪瘤、食管腺贮留囊肿、孤立性静脉瘤等。呈与血管瘤（血管畸形）相似外观的疾病有孤立性静脉瘤、食管腺贮留囊肿、卡波西肉瘤及食管静脉曲张。其他的疾病，从颜色和硬度上在内镜下的鉴别比较容易。

1. 孤立性静脉瘤

孤立性静脉瘤好发于胸段食管上部至食管中部，以年轻人居多，多呈纵行的半圆柱状（半圆锥体形）隆起；为黏膜下层的静脉局部扩张的病变，大多与通常的食管静脉曲张的成因——门脉高压、充血性心力衰竭、上下腔静脉闭塞等无关。沿着黏膜下层纵行的静脉，在食管上部朝向口腔侧逐渐汇合，数量减少，同时口径增大。另外，尤其是在气管分叉处附近的主干动脉的数量多，流入的血流量也多。据推测，由于这些因素，在胸段食管上部至食管中部容易发生静脉曲张。另外，也有报道指出，以往被认为是孤立性静脉瘤的蓝色黏膜下隆起的大多数是血管瘤（血管畸形）。

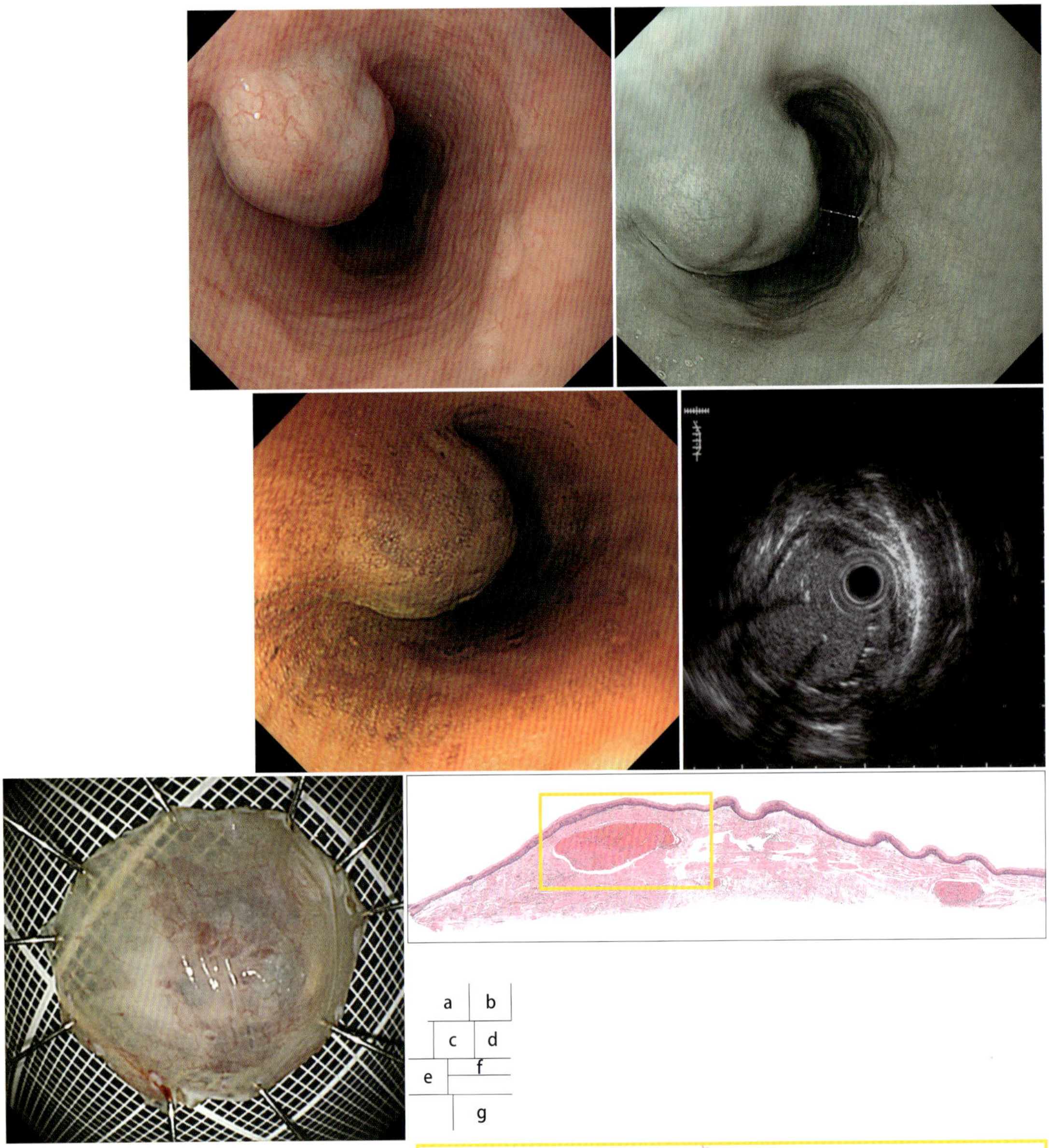

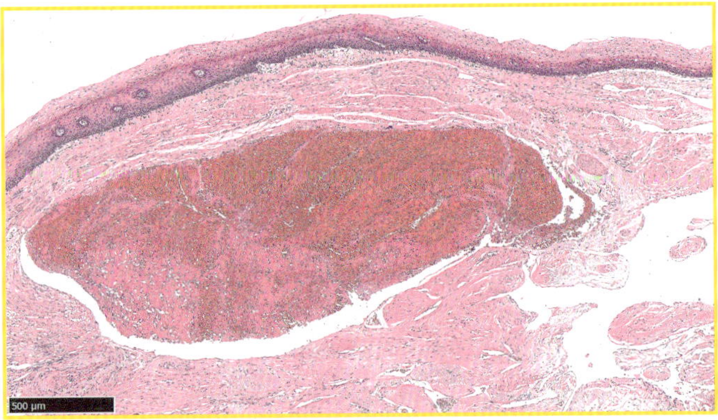

图1 ［**病例**］海绵状血管瘤。

a 常规观察。为蓝紫色、无紧张感的上皮下肿瘤。

b NBI观察。为无颜色变化、伴有凹凸的上皮下肿瘤。

c 碘染色。隆起表面被碘着色。

d 超声内镜像（20 MHz细径探头）。在内部见有伴声影的高辉度点。

e 新鲜切除标本。

f 组织病理像。

g f的黄框部放大像。可见伴有钙化栓塞物的扩张的血管。

2. 食管腺贮留囊肿

食管腺贮留囊肿好发于胸段食管上部至食管中部，多见于老年人，多呈圆顶型小隆起。在 EUS 检查中可作为位于第 2/5 ~ 3/5 层的无回声肿瘤被扫查出。一般认为食管腺贮留囊肿是由于食管黏液腺的排泄管被阻塞，呈囊状扩张而发生的后天性病变。由于食管贲门腺存在于浅部的黏膜固有层，直接开口于食管腔内，所以其扩张是轻度的。食管腺贮留囊肿的主体是存在于黏膜肌层下的固有食管腺导管的扩张。固有食管腺大多存在于胸段食管上部至食管中部的黏膜下层，与食管腺贮留囊肿的好发部位一致。另外，在食管腺贮留囊肿的多发病例，据推测慢性炎症为其发生原因。也有报道指出，在剖检病例，位于距切齿 25 cm 处的蓝色圆顶型小隆起是食管腺的导管部分扩张形成的贮留囊肿（retention cyst），也有时即使是蓝色也不是血管性病变。

3. 卡波西肉瘤

卡波西肉瘤是由人疱疹病毒 8 型（human herpes virus-8，HHV-8）的感染所引起的血管性肿瘤，为呈鲜红色、暗红色、暗褐色等颜色的黏膜下隆起，多发趋势明显。也有隆起的顶部塌陷，引起小凹样的凹陷和溃疡形成的病变。大部分是作为人免疫缺陷病毒（human immunodeficiency virus，HIV）感染者的机会性肿瘤而发病，需要详细地听取病史。

4. 食管静脉曲张

本病作为自食管胃接合处连续的连珠状、结节状扩张的血管走行，容易辨识。食管静脉曲张的大多数是由于伴于慢性肝病的门脉高压而代偿性形成的侧支循环通路。

治疗方针

与小肠和大肠不同，食管的血管瘤（血管畸形）的出血发生率较低。但是，也有引起大出血的病例报道，需要注意。食管血管瘤大多为 5 cm 以下且柔软的病变，几乎不伴有吞咽困难。其治疗适应证及治疗方法的选择标准尚未

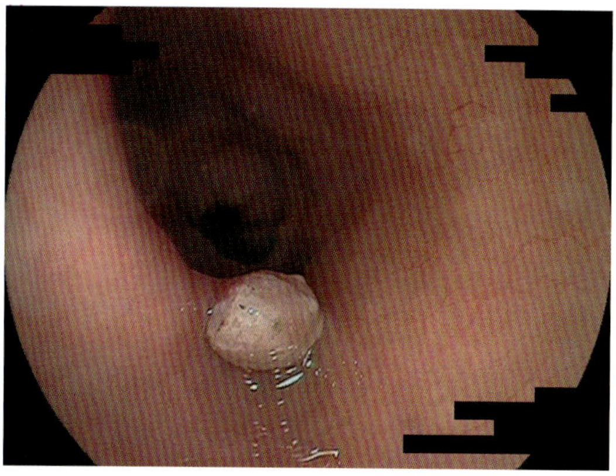

图 2 化脓性肉芽肿。常规观察。可见在表面伴有薄层白苔的亚蒂性隆起性病变。

确立，存在有争议。如果无症状，一般是随访观察；但在伴有吞咽困难等某些症状的情况下，以及在隆起表面伴有红色征（red color sign）样发红，被认为出血风险高的情况下，则应考虑治疗。除了通过内镜黏膜下剥离术（endoscopic submucosal dissection, ESD）和内镜下黏膜切除术（endoscopic mucosal resection, EMR）进行内镜切除以外，也有报道通过内镜硬化疗法、烧灼术、冷冻疗法，以及胸腔镜辅助下的外科切除的报道。

病例

［**病例**］ 40 多岁，女性。

在以筛查为目的的上消化道内镜检查（esophagogastroduodenoscopy, EGD）中被指出有病变。通过常规内镜观察发现，在距切齿 20 ~ 22 cm 的前壁有蓝紫色的广基性隆起性病变，为无紧张感而柔软的上皮下肿瘤（**图 1a**）。在 NBI 观察中未见颜色变化，作为伴有凹凸的上皮下肿瘤被观察到（**图 1b**）。在隆起表面可观察到与周围黏膜同样的 LPM 层的血管网（**图 1a，b**），在碘染色中，与周围黏膜同样被染色（**图 1c**）。在 EUS 检查中，呈略高回声的肿瘤，并在病变的内部见有伴声影的高辉度点（**图 1d**）。尽管诊断为 2 cm 大小的血管瘤，因患者有希望切除病变，通过 ESD 切除了血管瘤（**图 1e**）。

在组织病理检查中，在黏膜下层观察到口径不同、蛇行的静脉样血管的增生，还观察到钙化的栓塞物（**图1f，g**）。没有发现内皮细胞的异型。

参考文献

[1]「難治性血管腫・血管奇形・リンパ管腫・リンパ管腫症および関連疾患についての調査研究」班(編). 血管腫・血管奇形・リンパ管奇形診療ガイドライン2017, 第2版. 平成26～28年度厚生労働科学研究費補助金難治性疾患等政策研究事業(難治性疾患政策研究事業), 2017

[2] Wassef M, Blei F, Adams D, et al. Vascular Anomalies Classification : Recommendations From the International Society for the Study of Vascular Anomalies. Pediatrics 136: e203-214, 2015

[3] Plachta A. Benign tumors of the esophagus. Review of literature and report of 99 cases. Am J Gastroenterol 38:639-652, 1962

[4] Moersch HJ, Harrington SW. Benign tumor of the esophagus. Ann Otol Rhinol Laryngol 53:800-817, 1944

[5] Laor T, Burrows PE. Congenital anomalies and vascular birthmarks of the lower extremities. Magn Reson Imaging Clin N Am 6:497-519, 1998

[6] Trop I, Dubois J, Guibaud L, et al. Soft-tissue venous malformations in pediatric and young adult patients : diagnosis with Doppler US. Radiology 212:841-845, 1999

[7] Dubois J, Soulez G, Oliva VL, et al. Soft-tissue venous malformations in adult patients : imaging and therapeutic issues. Radiographics 21:1519-1531, 2001

[8] Taylor FH, Fowler FC, Betsill WL Jr, et al. Hemangioma of the esophagus. Ann Thorac Surg 61:726-728, 1996

[9] Mills SE, Cooper PH, Fechner RE. Lobular capillary hemangioma : the underlying lesion of pyogenic granuloma. A study of 73 cases from the oral and nasal mucous membranes. Am J Surg Pathol 4:470-479, 1980

[10] Yao T, Nagai E, Utsunomiya T, et al. An intestinal counterpart of pyogenic granuloma of the skin. A newly proposed entity. Am J Surg Pathol 19:1054-1060, 1995

[11] 新井俊文, 門馬久美子, 川田研郎, 他. 食道に発生したpyogenic granulomaの1例. 胃と腸 41:983-989, 2006

[12] 平澤大. 孤立性静脈拡張, 食道腺貯留嚢胞. これで納得！画像で見ぬく消化器疾患, vol.1—上部消化管. 医学出版, p 27, 2013

[13] 土谷春仁, 三室淳, 桜井幸弘, 他. 主として中部食道に認められる孤立性静脈拡張およびこれに類似する小隆起性病変について. Gastroenterol Endosc 2:1736-1742, 1981

[14] 岡崎博俊, 樋口和秀, 斯波将次, 他. 食道孤立性静脈瘤, 実は血管腫. 消内視鏡 16:922, 2004

[15] 前田有紀, 平澤大, 野田裕. 食道腺貯留嚢胞/孤立性静脈拡張. 消内視鏡 26:1560-1561, 2014

[16] 渡辺正敏, 籏福哲彦, 石田薫, 他. 食道アカラシヤ, 胃ポリープに合併した食道貯留嚢胞の1治験例. 日消外会誌 13:303-308, 1980

[17] Voirol MW, Welsh RA, Genet EF. Esophagitis cystica. Am J Gastroenterol 59:446-453, 1973

[18] 川久保博文, 大森泰, 杉浦仁. 内視鏡的粘膜切除術を施行した食道血管腫の1例. 胃と腸 43:344-348, 2008

食管良性肿瘤及肿瘤样病变的诊断

化脓性肉芽肿

Pyogenic Granuloma

丸山 保彦[1]　池谷 贤太郎[2]

[1] 藤枝市立総合病院消化器内科
〒426-8677 藤枝市駿河台 4 丁目 1-11
E-mail : yasu-maruyama@hospital.fujieda.shizuoka.jp
[2] 浜松南病院消化器内科

关键词　化脓性肉芽肿　分叶状毛细血管瘤

疾病的概念

化脓性肉芽肿（pyogenic granuloma, PG）是好发于皮肤和口腔黏膜的易出血性的良性肿瘤，据推测多因受到外伤、慢性刺激、激素等的影响后天发生。

在组织病理学上的特征为伴有血管内皮细胞肿大的毛细血管的分叶状增生，并可以观察到炎性细胞浸润和间质的水肿，也被称为分叶状毛细血管瘤（lobular capillary hemangioma）。从这一点来看，虽然化脓性肉芽肿这一称呼并不恰当，但现在仍被习惯性地使用。PG 的表层被扁平上皮所覆盖，在伴有糜烂、溃疡的部分附着有炎性渗出物。发生于消化道的化脓性肉芽肿很少见，其中以食管最多，其次是小肠、大肠、胃和十二指肠。

疾病的特征和鉴别诊断

肉眼观察 PG 为无蒂或亚蒂性的发红的病变，在隆起表面有糜烂和白苔，呈平滑的分叶状。症状为吞咽时的不适感等，也有无症状偶然被发现的。

应该与 PG 相鉴别的疾病是 0- Ⅰ型食管癌、1 型食管癌、癌肉瘤、无色素性黑色素瘤（amelanotic melanoma）等呈有蒂或亚蒂形态的食管病变，根据肿瘤的颜色、碘染色行为、放大观察的血管表现等进行鉴别。在超声内镜检查（endoscopic ultrasonography，EUS）中，反映大小血管腔、水肿性间质引起的回声的散射，可作为高回声肿瘤被扫查出来；在造影 CT 检查中，反映丰富的血管，呈强造影效果。

治疗方针和预后

对有症状病例和与其他疾病难以鉴别的病例等，考虑内镜下切除。另外，即使无症状，在增大的情况下也为切除的适应证。在切除时，事先通过 EUS 确认黏膜下有无粗的流入血管是有用的。该病虽然预后良好，但在鼻腔、鼻窦等部位的复发率达到 42% 左右，最好是肿瘤整体完全切除。也有报道在分娩后消失的病例和

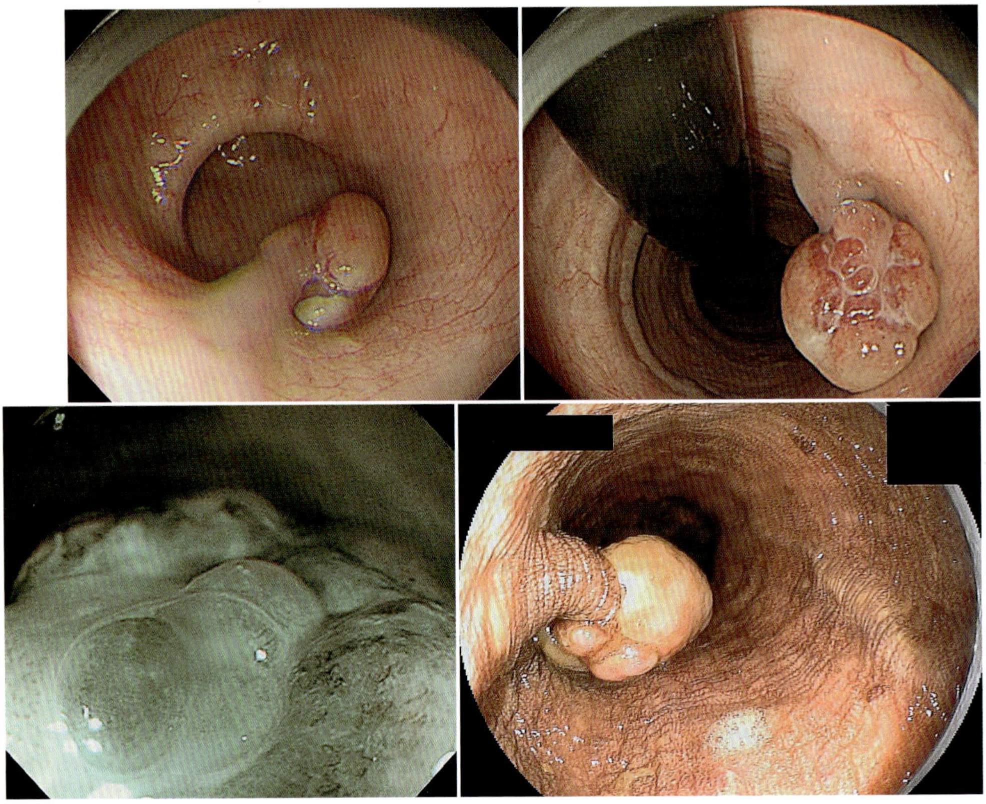

图1 ［**病例1**］

a 常规内镜像（顺向观察）。在胸段食管中部的左前壁发现有较粗蒂的隆起性病变。
b 常规内镜像（反转观察）。病变的头部平滑，呈分叶状，发红的结节和附着有白苔的结节混杂在一起。
c 隆起顶部的NBI放大像。看起来呈褐色的部分结节状存在，在其中一部分观察到IPCL的扩张。
d 碘染色像。病变基部被染色，头部呈斑状不染或淡染。

如［**病例 2**］所示的那样自然脱落的病例。

病例

［**病例 1**］ 60 多岁，男性。施行息肉切除术的病例（与文献 3 为同一病例）。

由于在以心窝部不舒服为主诉而施行的上消化道内镜检查（esophagogastroduodenoscopy, EGD）中被指出在胸段食管下部有异常，被介绍到本科就诊。在食管 X 线造影检查中，在左前壁发现具有基部的约 20 mm 大小的有蒂性隆起性病变，病变的头部表面平滑，为多结节性。

在 EGD 中，在距上切齿列 34 cm 的左前壁见有比较粗蒂的隆起，头部平滑，呈分叶状，发红的结节和附着有白苔的结节混杂在一起（**图 1a，b**）。在窄带成像（narrow band imaging, NBI）放大观察中，看起来呈褐色的部分结节状存在，在其中一部分可以观察到上皮内乳头状毛细血管袢（intraepithelial papillary capillary loop，IPCL）的扩张（**图 1c**）。在碘染色中，基部被正常染色，头部呈斑状不染或淡染（**图 1d**）。

在 EUS 检查中，分叶状的病变头部作为比较均质的高回声肿瘤被扫查出；在胸部造影 CT 中，肿瘤通过造影被均匀且明显地增强。

从影像学表现来看，被怀疑为 PG，考虑到诊断确定以及将来的增大、出血的风险，施行了息肉切除术。切除标本肉眼观为表面附着有白苔的 18 mm × 9 mm 的实质性肿瘤，剖面呈暗

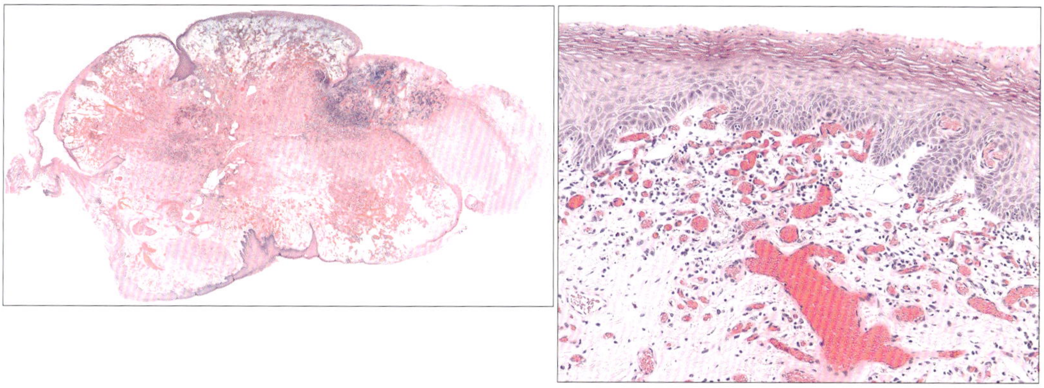

a b **图2** ［病例1］
a 切除标本的实体显微镜像（HE染色）。在组织病理学上，从上皮下到黏膜固有层深部见有毛细血管的增生、扩张，在间质中见有伴水肿、炎性细胞浸润的肉芽形成。
b 在变薄的上皮下可见增生、扩张的毛细血管，在间质中伴有水肿和炎性细胞浸润。

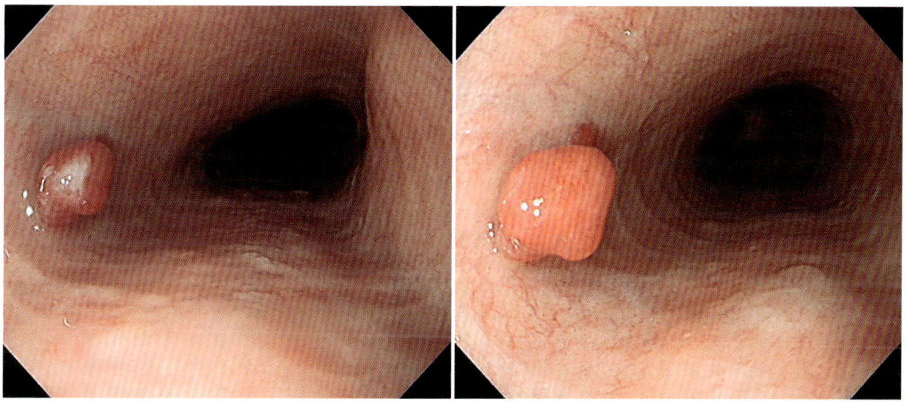

a b **图3** ［病例2］
a 常规内镜像。在胸段食管中部左壁，发现一处长径5 mm、发红、亚蒂性、附着有白苔的隆起性病变。
b 水洗后的常规内镜像。白苔被洗脱，可观察到发红的表面。在隆起的侧方伴有略突出的部分。

红色、蜂窝状。

在组织病理学方面，从上皮下到黏膜固有层深部见有毛细血管的增生、扩张，在间质中伴有水肿、炎性细胞浸润（**图2**）。部分残存的上皮变薄，占大部分的上皮在剥离的表面附着有厚厚的纤维蛋白。在免疫染色中，CD34 和凝血因子Ⅷ均为阳性。

［**病例2**］ 80多岁，男性。为病变从发生到脱落可以随访的病例。

× 年 4 月份，由于在检诊中被指出是早期胃癌，在本院接受详细检查，在 6 月份施行了内镜黏膜下剥离术（endoscopic submucosal dissection，ESD）。术前虽然也仔细观察了食管，但未发现隆起性病变。在 8 月份为了确认 ESD 后的溃疡愈合而施行 EGD 时，首次在胸段食管中部发现有长径 5 mm 的发红、亚蒂性、附着有白苔的隆起性病变（**图3**）。

从病变顶部采取了 1 个活检后，确认有肿瘤残留。从组织病理学上看，是在变薄的被盖复层扁平上皮下，由密集的毛细血管增生构成的病变，被怀疑是 PG（**图4**）。由于病变很小，无症状，所以采取了随访观察的方针。

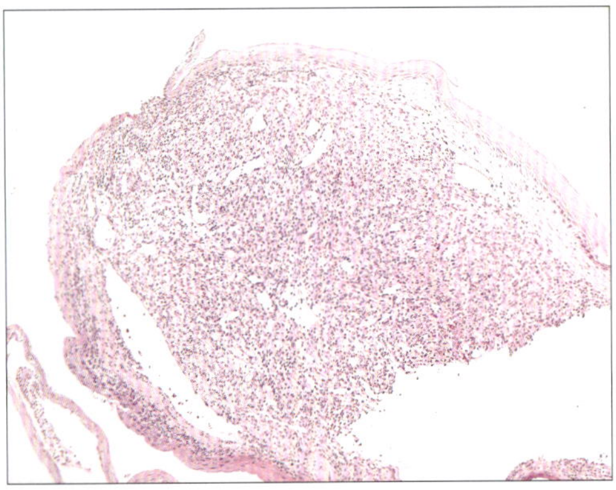

图4 ［**病例2**］活检组织病理像。在变薄的被盖复层扁平上皮下见有毛细血管的增生，怀疑是PG。

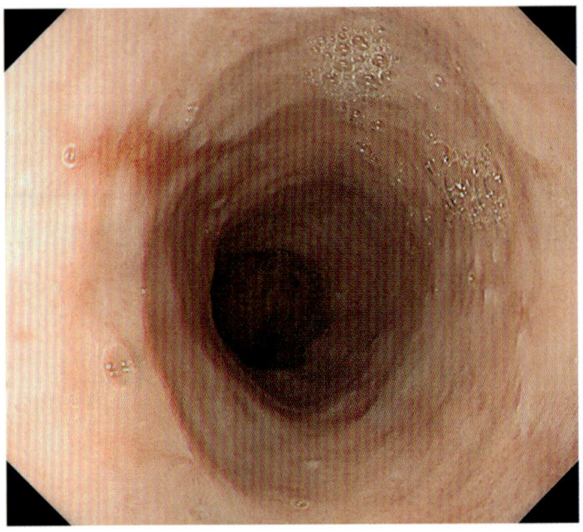

图5 ［**病例2**］初次发现17个月后的常规内镜像。在有肿瘤的部位变成了发红的瘢痕。

在 × + 2 年 1 月份施行 EGD 时，该部位的隆起性病变消失，只见有发红的瘢痕（**图5**）。根据病程经过被认为是食管 PG 自然脱落了。这是一个可以观察到从 PG 的发生到消失的整个经过的病例。

参考文献

[1] Thompson LDR, Bullerdiek J, Flucke U, et al. Benign soft tissue tumours. *In* El-Naggar AK, Chan JKC, Grandis JR, et al (eds). WHO Classification of Head and Neck Tumours, 4th ed. IARC press, Lyon, pp 47-48, 2017
[2] 小沢俊文, 佐藤暁, 渡辺秀紀, 他. 食道pyogenic granulomaの1例. 胃と腸 42:1283-1289, 2007
[3] 池谷賢太郎, 丸山保彦. 食道pyogenic granulomaの1例. 胃と腸 48:776-778, 2013
[4] 永原照也, 今川敦, 平良明彦, 他. ESDにて切除した食道pyogenic granulomaの1症例. Gastroenterol Endosc 57:2351-2357, 2015

食管良性肿瘤及肿瘤样病变的诊断

脂肪瘤

Lipoma

竹内 学[1]　　薄田 浩幸[2]

[1] 長岡赤十字病院消化器内科
〒940-2085 長岡市千秋2丁目297-1
E-mail : yasuzuka2000@yahoo.co.jp
[2] 同　病理診断部

关键词　食管脂肪瘤　良性肿瘤　内镜切除

疾病的概念

据报道，食管的肿瘤性病变的大多数是食管癌，而食管原发的良性肿瘤的发生率较低，尤其是食管脂肪瘤，在消化道脂肪瘤中约占4%，是发生率最低的。在食管良性肿瘤中，平滑肌瘤的发生率最高，脂肪瘤仅占约2%，很少见。

从组织病理学上看，由于脂肪瘤是主要以黏膜下层为主体，由成熟的脂肪细胞的增生和含有少量血管的结缔组织构成的非上皮性良性肿瘤，因此肉眼分型为表面平滑的黏膜下肿瘤（submucosal tumor, SMT），其特征是略呈黄色而柔软。

疾病的特征和鉴别诊断

脂肪瘤的发生部位，一般认为在胃是幽门到前庭部，在十二指肠是降部比较多，但在食管则以入口部和颈段食管为好发部位，也散见有因蠕动的影响而有蒂性病变下垂的报道。

脂肪瘤的内镜下特征是被非肿瘤黏膜所覆盖，表面平滑而柔软的SMT，颜色多反映脂肪组织，呈黄色。当用活检钳按压肿瘤时，就如压迫气垫一样见有压迫部凹陷的气垫征（cushion sign）；因送气量和蠕动等引起形态变化的挤压征（squeeze sign）和通过钻孔活检从深部确认脂肪组织的裸脂征（naked fat sign）也被作为诊断的参考。

另外，在食管X线造影检查中，表现为X线透射良好、表面平滑的肿瘤。在小的病变凸起平缓；在有蒂性病变扫查出如下垂一般，特别是通过体位变换可引起形态变化是其特征。在超声内镜检查（endoscopic ultrasonography，EUS）中以黏膜下层为主体的高回声肿瘤、造影CT的均质的低吸收肿瘤、MRI T1/T2加权图像中的高强度或低强度（high/low intensity），以及在MRI脂肪抑制像中被抑制对诊断也是很重要的。

与其他食管良性疾病之间的鉴别几乎没有困难。但作为柔软的良性肿瘤还有淋巴管瘤，反映上皮下淋巴液、有透明感的色调和在EUS中的无回声表现为鉴别的要点。但是，在组织病理学上，伴有成脂肪细胞的脂肪肉瘤和脂肪瘤在内镜下极为相似，其鉴别很难。

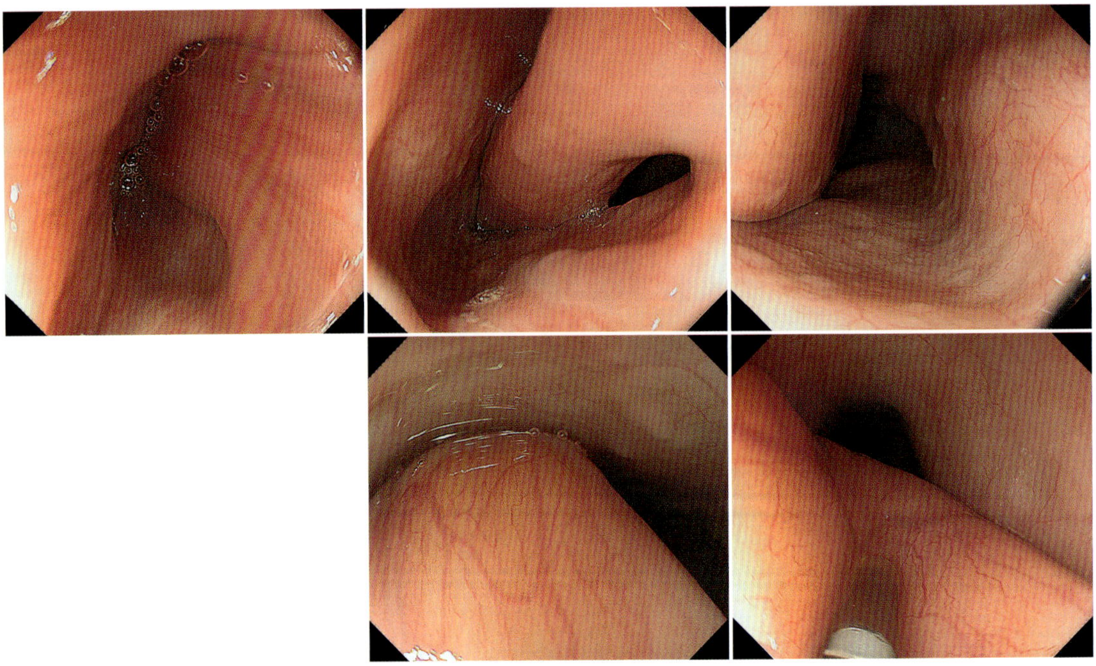

a	b	c
	d	e

图1 ［**病例1**］常规内镜像。

a 在距切牙15 cm的颈段食管处发现肿瘤的基部。
b 病变下垂至肛门侧。
c 病变在肛门侧一直延续至距切牙25 cm处。
d 病变表面平滑，呈黄色。
e 用活检钳按压病变时容易凹陷，气垫征（cushion sign）阳性。

治疗方针

在未见恶化的小病变以随访观察为宜。虽然多数情况下无症状，但当肿瘤增大时，会呈亚蒂性或有蒂性形态，由于有在食管因吞咽障碍和口腔内脱出而导致窒息死亡的报道，因此在这种情况下需要考虑内镜切除或外科切除。

病例

［**病例**］ 70多岁，男性。为颈段食管的带蒂脂肪瘤病例。

在距切齿15 cm的颈段食管发现肿瘤的基部（**图1a**）；肿瘤垂向肛门侧（**图1b**）；肿瘤在肛门侧一直延续到距切齿25 cm处（**图1c**）。肿瘤表面平滑，呈黄色（**图1d**），用活检钳按压时容易凹陷，气垫征（cushion sign阳性（**图1e**）。

在EUS检查中，在黏膜下层扫查出均质的高回声（**图2a**，黄色箭头所指）。在食管X线造影检查中，病变在颈段食管略后壁具有基部，表面平滑、形态易于变化的柔软而X线透过性好的透亮征一直下垂到胸段食管中部，长径约为10 cm（**图2b，c**；红色箭头所指）。

在CT检查中，肿瘤内部呈大致均质的低密度（low density），CT值为-83HU（Hounsfield unit, HU），为低值（**图3a，b**）。在MRI的T2加权图像中，呈低强度至等强度（**图3c**）；在T1脂肪抑制图像中，肿瘤整体上被抑制（**图3d**）。

根据以上检查结果诊断为颈段食管脂肪瘤，由于主诉为吞咽障碍，所以在全身麻醉下施行内镜黏膜下剥离术（endoscopic submucosal dissection, ESD）进行了切除。在肿瘤基部的切除面上可以确认黄色的脂肪（**图4a**）；在新鲜切除标本为表面平滑而带蒂的肿瘤（**图4b**）。在切除标本固定像中，在表面也没有发现糜烂

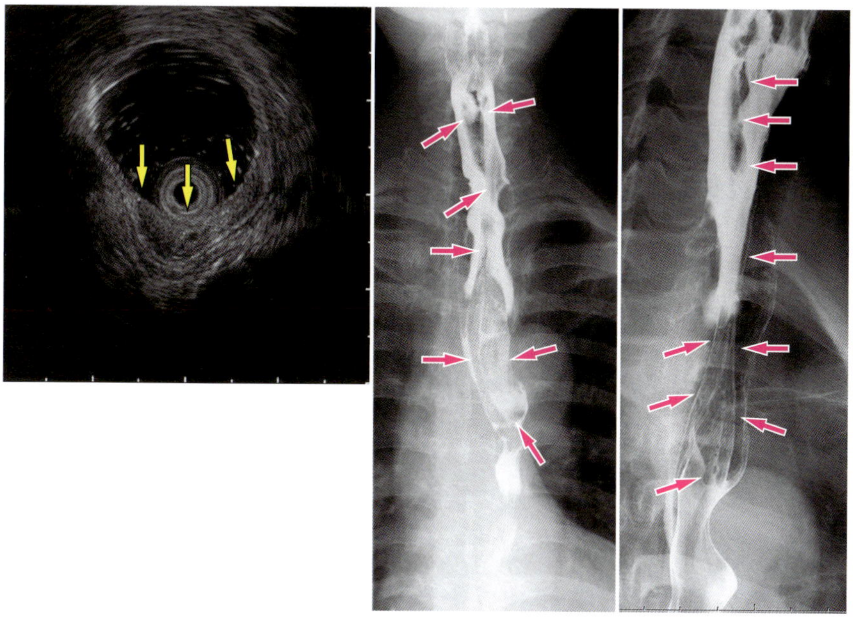

图2 ［病例］EUS像（a）和食管X线造影像（b，c）。
a 肿瘤在黄色箭头所指部分的黏膜下层作为均质的高回声被扫查出来。
b，c 红色箭头所指部分是表面平滑、形态容易变化的柔软的肿瘤。

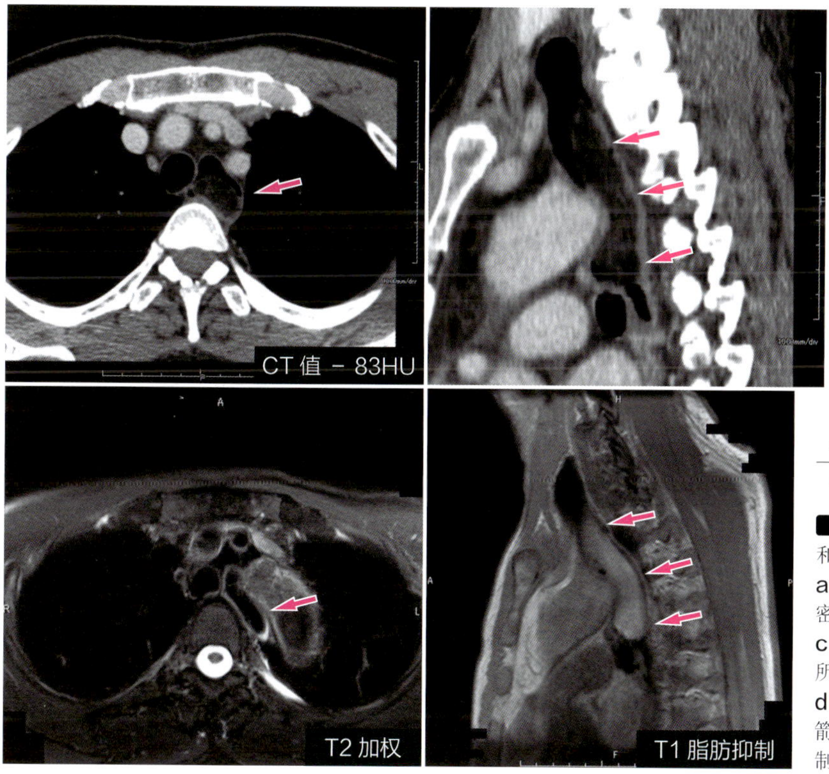

图3 ［病例］CT像（a，b）和MRI像（c，d）。
a，b 肿瘤内部呈大致均质的低密度（low density）。
c 在T2加权图像中，红色箭头所指部分呈低强度至等强度。
d 在T1脂肪抑制图像中，红色箭头所指部分的肿瘤整体被抑制。

和溃疡，切除径为 90 mm × 20 mm × 20 mm（**图 4c**）；剖面呈均质的黄色，没有发现出血和坏死（**图 4d**）。在剖面的 A 和 B 部分（**图 4e**）的组织病理学表现中，复层扁平上皮无异型，在该扁平上皮下见有成熟的脂肪细胞的增生，未见在脂肪肉瘤（liposarcoma）中可以观察到的成脂肪细胞（lipoblast）（**图 4f，g**）。

参考文献

[1] Mayo CW, Pagtalunan RJG, Brown DJ. Lipoma of the

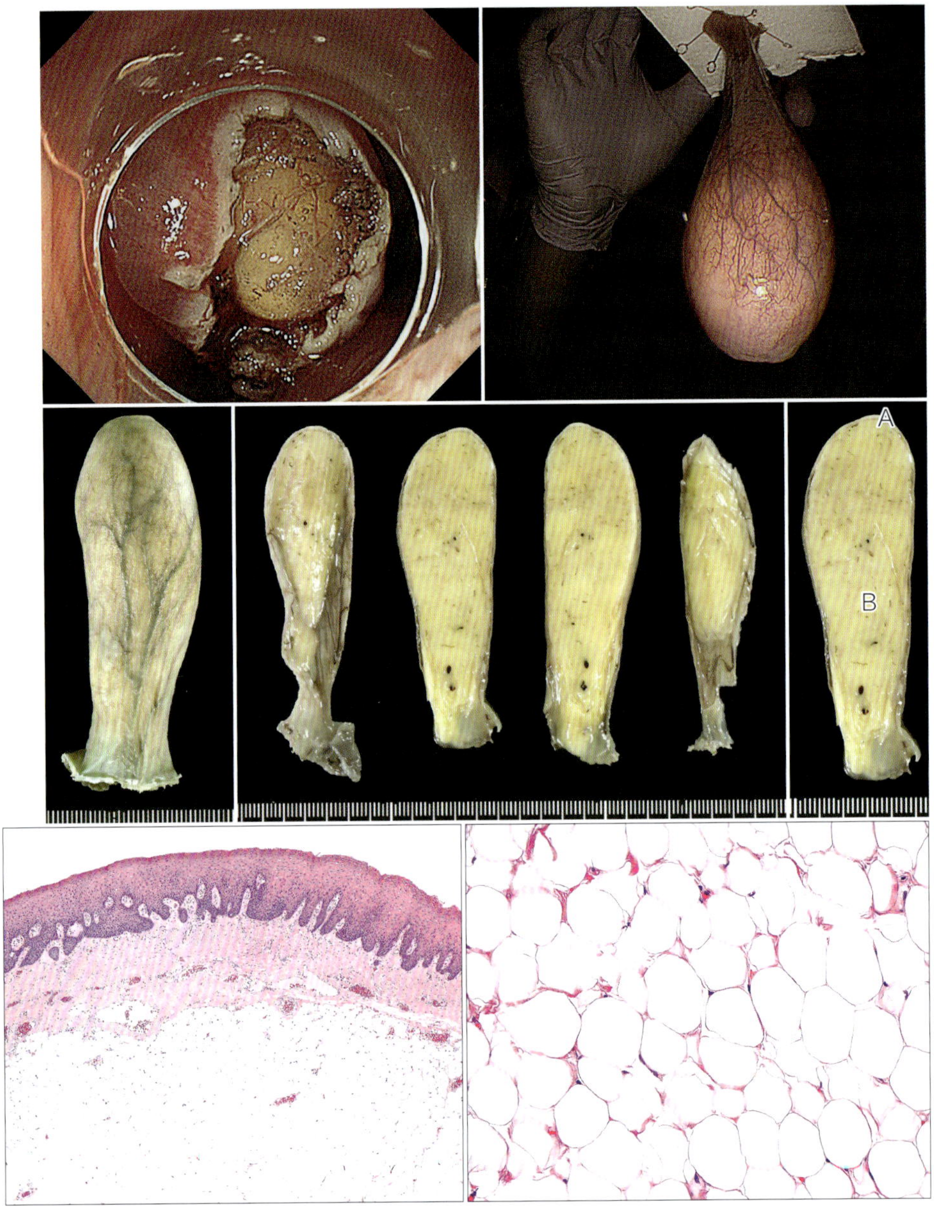

a	b	
c	d	e
f	g	

图4 ［**病例**］切除标本（a～e）和组织病理像（f，g）。

a 在肿瘤基部的切除术面上可以确认黄色的脂肪。

b 新鲜切除标本像。

c 切除标本固定像。长径为90 mm。

d 剖面呈均匀的黄色，未见出血和坏死。

e 剖面。

f 剖面A的组织病理像（×4）。复层扁平上皮无异型。

g 剖面B的组织病理像（×20）。在扁平上皮下见有成熟的脂肪细胞的增生。

alimentary tract. Surgery 53:598-603, 1963

[2] Plachta A. Benign tumors of the esophagus. Review of literature and report of 99 cases. Am J Gastroenterol 33:639-652, 1962

[3] Suzuki H, Nagayo T. Primary tumors of the esophagus other than squamous cell carcinoma-histologic classification and statistics in the surgical and autopsied materials in Japan. Int Adv Surg Oncol 3:73-109, 1980

[4] 平田一郎, 梅垣英次, 林勝吉, 他. 消化管脂肪腫の診断と治療. 胃と腸 39:601-611, 2004

[5] Enzinger FM, Weiss SW. Soft Tissue Tumors, 3rd ed. Mosby, St. Louis, pp 431-466, 1995

食管良性肿瘤及肿瘤样病变的诊断

淋巴管瘤

Lymphangioma

万波 智彦 [1]　园部 宏 [2]　藤原 延清 [3]

[1] 国立病院機構岡山医療センター消化器内科
〒 701-1192 岡山市北区田益 1711-1
E-mail : tmannami-gi@umin.ac.jp
[2] 労働者健康安全機構岡山労災病院病理診断科
[3] 公立学校共済組合中国中央病院内科

关键词 食管 淋巴管瘤 淋巴管畸形 黏膜下肿瘤（SMT）

疾病的概念

淋巴管瘤（lymphangioma）的好发部位是头颈部和腋窝，此外如果是四肢、纵隔等存在淋巴管的部位，无论哪里都可以发生。但是，发生于消化道的情况非常少,其发生率不到1%。在消化道中主要发生于大肠，其次是小肠，发生于食管的极为罕见。来自日本的食管淋巴管瘤的病例报道到目前为止不到 20 例。

在组织病理学上，淋巴管瘤是伴有 1 层内皮细胞的淋巴管呈囊肿样扩张、增生而形成的肿瘤。由于其发病原因为先天性或后天性发生的淋巴管的形成异常，不是肿瘤，所以最近被称为淋巴管畸形（lymphatic malformation）的情况越来越多。另一方面，在 WHO 消化系统肿瘤分类（所谓的 Blue book）的最新版（第 5 版，2019 年发行）中仍和以前一样被记载为“lymphangioma”。

疾病的特征和鉴别诊断

食管淋巴管瘤比较好发于食管中部到食管下部。其大小大多为 2 ~ 4 cm，多主诉有吞咽时的不适感和吞咽困难感，但在小病变也有时无症状。

在内镜下，呈现与周围同色或白色的黏膜下肿瘤（submucosal tumor, SMT）样形态。反映出丰富的淋巴液，柔软而具有透亮感，当用活检钳压迫时容易变形，即气垫征（cushion sign）阳性。虽然也取决于病变的大小，但当近距离观察时，散见有黏膜透明化的小类圆形区域。这种表现通过窄带成像（narrow band imaging, NBI）联合放大观察更加清晰。由于淋巴管瘤不仅浸润于黏膜下层，也浸润于黏膜固有层，在黏膜肌层之上膨胀性发育，因此由复层扁平上皮组成的黏膜上皮层被挤压向内腔侧，局部性极度变薄是前面提到的透明化表现的组织病理学基础。令人感兴趣的是，在发生于相同的扁平上皮区域的肛管淋巴管瘤也被报

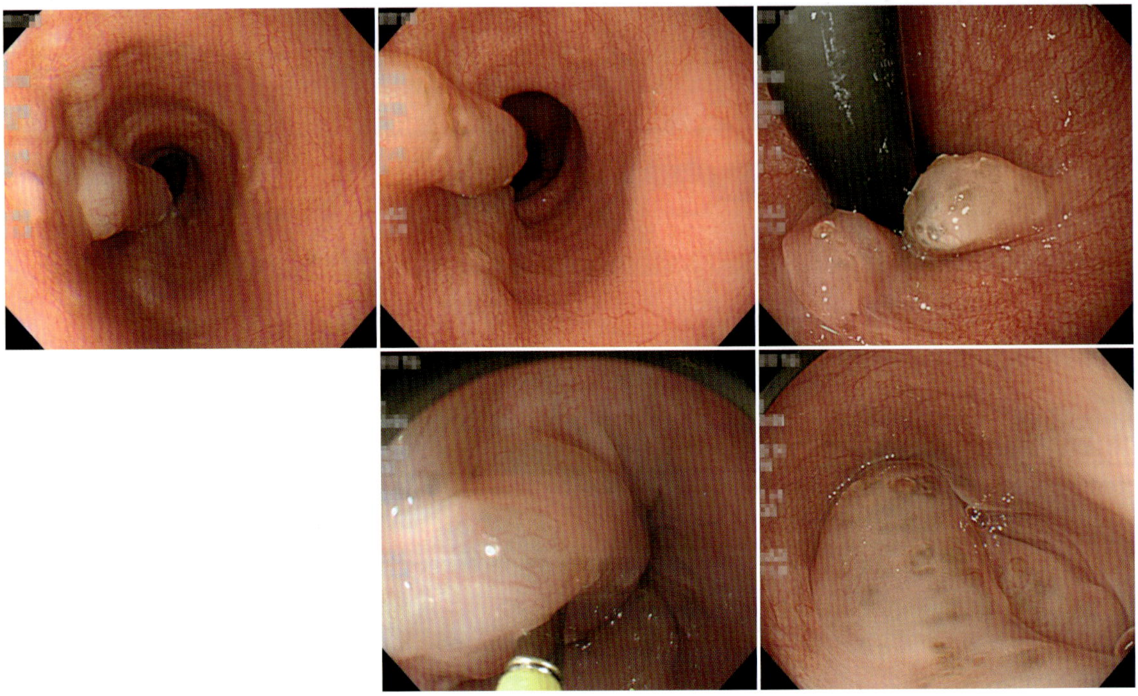

a b c / d e

图1 ［**病例**］常规内镜像。
a 在食管下部可以观察到并列有2条凸起较为平缓的毛毛虫样隆起性病变。
b 病变表面平滑，颜色与周围黏膜相同或略呈白色，整体上有透亮感，柔软。
c 病变一直达到食管胃接合部正上方。
d 当用活检钳压迫时容易变形，气垫征（cushion sign）呈阳性。
e 病变表面黏膜的性状与周围的正常食管黏膜相同，但当接近观察时可见散在有局部性透亮感强的部位。

道有同样的表现。

在超声内镜检查（endoscopic ultrasonography，EUS）中，淋巴管瘤呈内部有分隔的多房性的囊性病变；在 CT 检查中呈缺乏造影效果的低密度肿瘤影像；在 MRI 检查的 T2 加权图像中呈高信号。

作为鉴别诊断，可以举出柔软的 SMT 食管血管瘤、食管脂肪瘤和食管囊肿。笔者认为如果知悉上述的内镜特征诊断比较容易，与血管瘤和脂肪瘤之间的鉴别，通过病变的颜色和 CT 等的造影效果可以作为参考；与脂肪瘤和囊肿之间的鉴别，EUS 的模式大概可以作为鉴别的参考。

治疗方针

食管淋巴管瘤是良性疾病，无癌变的病例报道。因此，无症状的情况下可随访观察，治疗应仅限于有症状的病例。但是，由于通过活检能够得到确定诊断的情况很少，而且其作为疾病的认知度还不充分，因此被诊断性切除的情况很多也是实情。以对机体侵袭性小的内镜切除为主，最近内镜黏膜下剥离术（endoscopic submucosal dissection，ESD）也在被应用。

病例

［**病例**］ 40 多岁，男性。食管下部淋巴管瘤。

在食管下部发现了 2 条凸起比较平缓的毛毛虫样隆起性病变（**图 1a ~ d**）。其颜色与周围黏膜相同或略呈白色，整体有透亮感而柔软。当接近观察时，可以观察到散在有局部性透亮感强的部位（**图 1e**）；在 NBI 联合放大观察中，从该区域可以透见上皮下的肿瘤成分（**图 2**）；在 EUS 检查中被扫查为多房性的囊性病

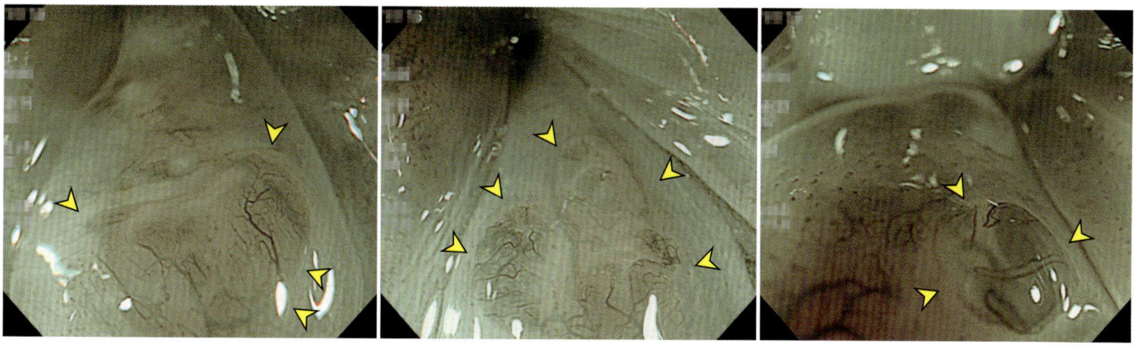

a｜b｜c

图2［**病例**］NBI联合放大像。

a，b 通过NBI联合放大观察，表面黏膜透明化的区域变得更容易辨识（黄色箭头所指）。2处病变共同的表现是，在表层有呈延长、蛇行的褐色微血管走行，在黏膜正下方有较粗的绿色微血管走行。

c 可以观察到透明的淋巴液的积存，以及可以清晰透见深部的淋巴管瘤的肿瘤成分的部位（黄色箭头所指）。

〔c：转载自“佐藤昂平，他．NBI併用拡大内視鏡を含め詳細観察を行った食道リンパ管腫の1例．胃と腸 48：1643-1652, 2013”〕

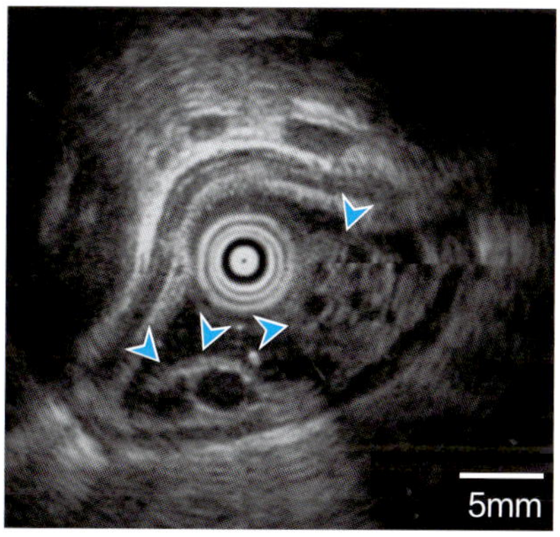

图3［**病例**］EUS像。
作为以黏膜下为主体的多房性的囊肿性病变被扫查出来（蓝色箭头所指）。

变（**图3**）。在食管X线造影检查中，病变的长径约为4 cm，因体位、蠕动、送气量不同而容易引起变形（**图4**）。在CT检查中为等密度或低密度，缺乏造影效果（**图5a**）；在MRI检查的T2加权像中呈明显的高亮度（high intensity；**图5b**）。根据以上检查结果，最被怀疑的是食管淋巴管瘤，但也有患者个人意愿的原因，选择以确定诊断为目的的完全切除活检（total excisional biopsy），通过ESD施行了靠近左侧的病变的切除。

在切除标本的剖面上，病变呈多房性，含有透明的内容液（**图6a**）。在组织学上，从黏膜下层到黏膜固有层见有淋巴管瘤增生，可以观察到由复层扁平上皮构成的黏膜上皮层在各处变薄的表现（**图6b～d**）。

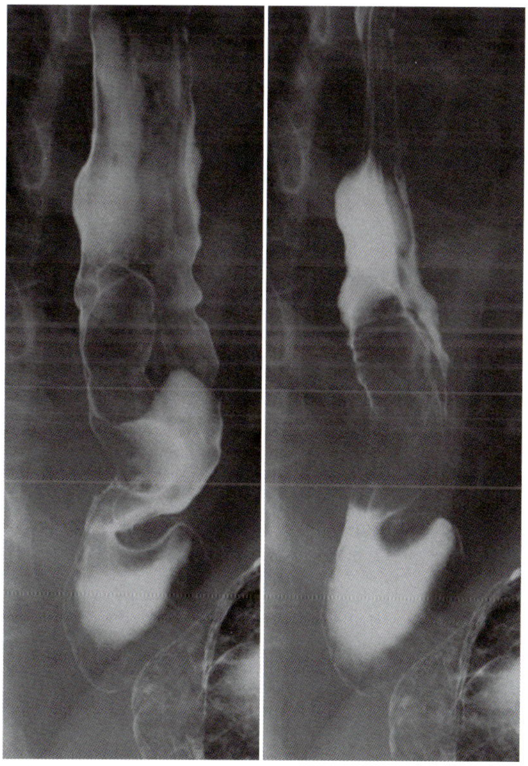

a｜b

图4［**病例**］食管X线造影像。病变的长径约为4 cm，根据体位、蠕动和送气量的不同而形状容易发生变化。

参考文献

[1] Thway K, Doyle LA. Lymphangioma and lymphangiomatosis. *In* WHO Classification of Tumours Editorial Board (eds). Digestive System Tumours, WHO Classification of Tumours, 5th ed, IARC press, Lyon, pp 475-476, 2019

[2] Goldblum JR, Folpe AL, Weiss SW. Tumors and malformations of lymphatic vessels. Enzinger and Weiss's Soft Tissue Tumors, 6th ed. Saunders, Philadelphia, 2013

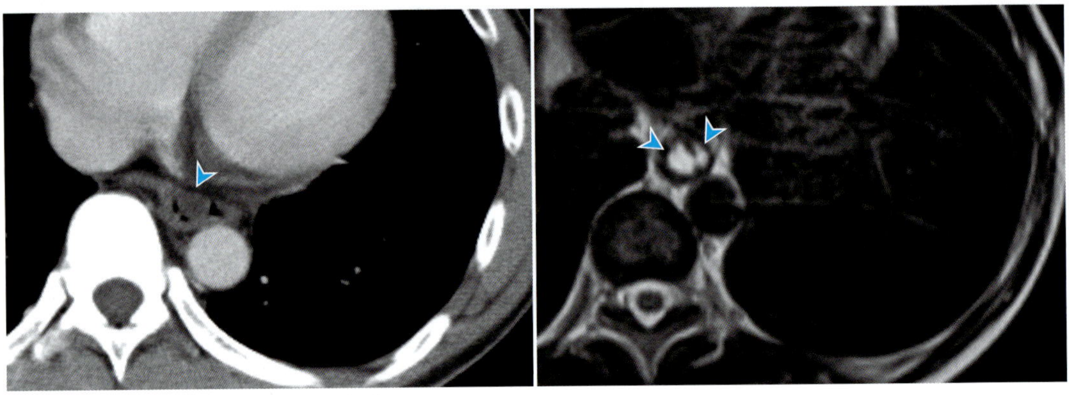

a | b

图5 [**病例**] CT像和MRI像。

a CT像。病变作为等密度区域或低密度区域被扫查出来（蓝色箭头所指），缺乏造影效果。

b MRI的T2加权图像。呈明显的高亮度（high intensity；蓝色箭头所指）。

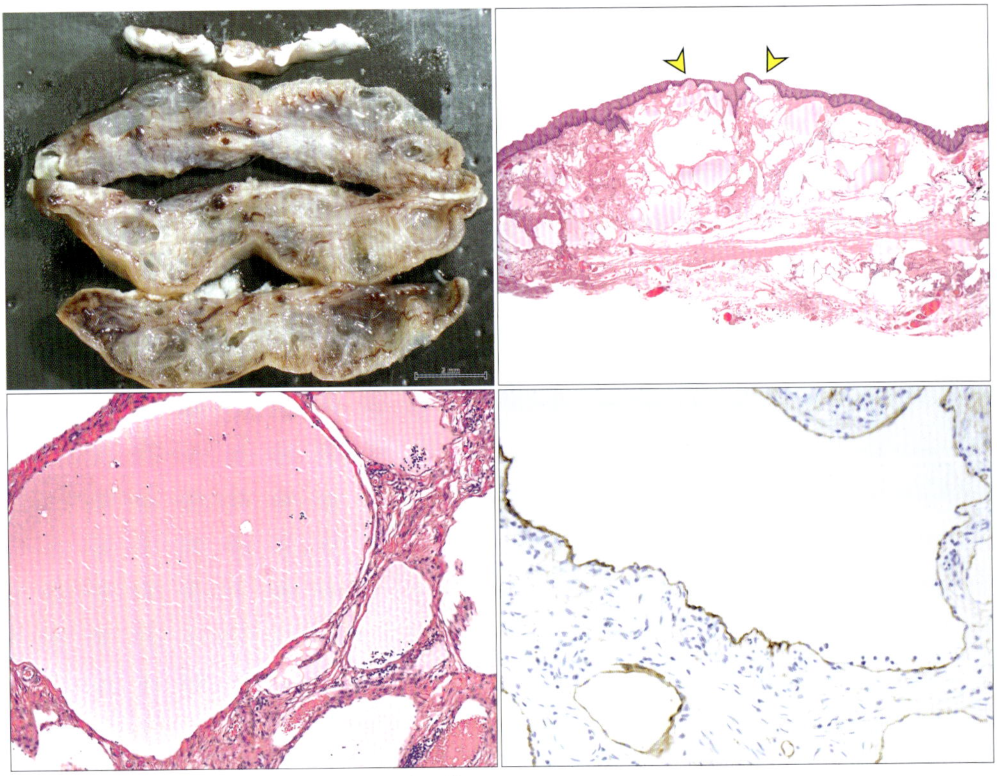

a | b
c | d

图6 [**病例**] 切除标本及组织病理像。

a 切除标本。在剖面上可以观察到由白色的薄壁构成的、大小不同、形状不均一的囊肿的集簇。在囊肿内含有透明的液体。

b 淋巴管瘤的成分不仅分布于黏膜下层，在黏膜固有层也有明显的分布。在各处由复层扁平上皮构成的黏膜上皮层变薄（黄色箭头所指）。这部分相当于在内镜下观察到表面黏膜透明化的区域。

c 可见由大小不同、囊肿样扩张的管腔集簇组成的淋巴管瘤的增生。

d 免疫染色像。被1层内皮细胞所覆盖的管腔的内面，对淋巴管的标记物D2-40染色呈阳性。

[3] 佐藤昂平, 万波智彦, 園部宏, 他. NBI併用拡大内視鏡を含め詳細観察を行った食道リンパ管腫の1例. 胃と腸 48: 1643-1652, 2013

[4] 三浦義正, 井野裕治, 大澤博之. 食道リンパ管腫. 消内視鏡 26:1576-1577, 2014

[5] Mannami T, Seno S, Sonobe H, et al. Lymphangioma of the anal canal：first description of the endoscopic features. Endoscopy 46: E545-546, 2014

[6] Arashiro M, Satoh K, Osawa H, et al. Endoscopic submucosal dissection of esophageal lymphangioma：a case report with a review of the literature. Clin J Gastroenterol 3:140-143, 2010

食管良性肿瘤及肿瘤样病变的诊断

角化过度、过度不全角化、角化症

Hyperkeratosis，Hyperparakeratosis，Epidermization

岩上 裕吉[1] 石原 立 河野 光泰
福田 弘武 嶋本 有策 大森 正泰
中平 博子 松浦 伦子 七条 智圣
前川 聪 金坂 卓 竹内 洋司
东野 晃治 上堂 文也 北村 昌纪[2]

[1] 大阪国際がんセンター消化管内科
〒541-8567 大阪市中央区大手前 3 丁目 1-69
E-mail : iwagamidesuta@yahoo.co.jp
[2] 同　病理・細胞診断科

关键词 **表皮形成　角化过度　过度不全角化　表皮形成　角化**

前言

角化过度（hyperkeratosis）和过度不全角化（hyperparakeratosis）是组织病理学术语，在表述组织病理学表现时使用。另一方面，食管角化症（epidermization）就像作为白色隆起性病变的鉴别疾病被举例一样，是作为疾病名称被使用。但是角化过度以及过度不全角化和表皮形成经常被混淆使用。在本文中，将在阐述表述组织病理学表现的角化过度和过度不全角化之后，对表皮形成这一疾病进行概述。

角化过度和过度不全角化

1. 概念

所谓的角化过度指的是过度角化，是指在发生角化的脏器上，复层扁平上皮的角质层超过生理范围而变厚的状态。在口腔、食管等消化道的黏膜区域，与皮肤表皮不同，生理情况下不存在角质层。因此，在消化道区域存在明显可辨识的角质层时也可以说是角化过度。

另外，过度不全角化是误过度角化，也被译为不全角化。通常，在皮肤表皮的角化细胞成熟并到达角质层时脱核，但由于角化不完全，有时在角质层的细胞中会残留核。将这样的在角质层的细胞内存在原本不应看到的核的情况称为过度不全角化。在食管黏膜也一样，将可以观察到没有脱核的角质层的情况看作是过度不全角化。

2. 特征

关于角化过度和过度不全角化的内镜表现的报道迄今为止有几篇，在这些报道中描述为纵行的粗糙的斑块状（multiple strips of linear plaques）以及环状和纵沟的黏膜肥厚（mucosal thickening with orderly displayed rings and furrows），但没有特异性的表现。

3. 呈现角化过度/过度不全角化的疾病

在消化道黏膜可以观察到角化过度 / 过度不全角化的代表性疾病是表皮形成或白板症。

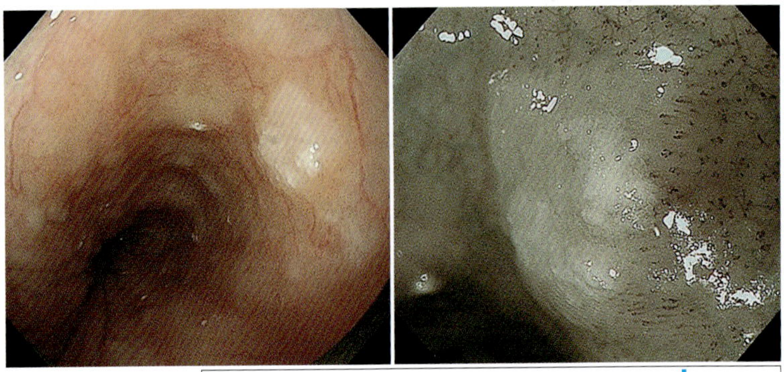

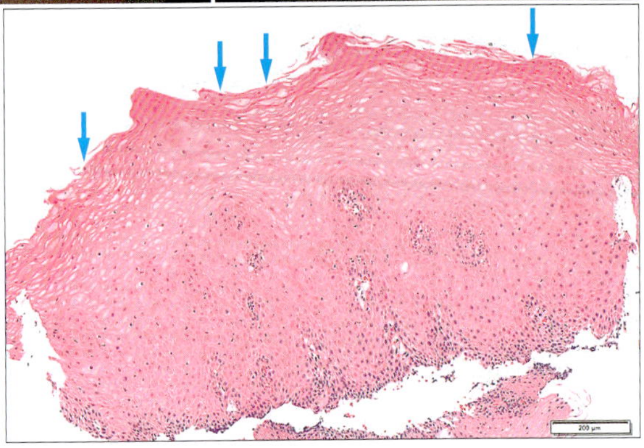

图1 ［**病例1**］角化过度和过度不全角化。
a 常规内镜像。见有5 mm大小的白色扁平隆起。
b NBI放大像。在隆起部分未观察到IPCL，在隆起边缘可见A型血管。
c 组织病理像。在表层可观察到由嗜酸性的扁平化角化细胞构成的角质层（角化过度）。另外，在大部分角化细胞都残留有核（过度不全角化；蓝色箭头所指部分）。

另外，在浅表性食管癌和疣状癌（verrucous carcinoma）等恶性肿瘤的表层也多可以观察到角化过度/过度不全角化。

4. 治疗方针

如果是癌附带的该类病变，则根据浸润深度，考虑内镜治疗或外科手术等。如果是在良性疾病可观察到的该类病变，则基本上可以随访观察，但需要慎重判断是否是癌附带的该类病变。

5. 病例

［**病例1**］ 80多岁，男性。在以检诊为目的的上消化道内镜检查（esophagogastroduodenoscopy, EGD）中，在距离切齿列38 cm处被指出有5 mm大小的白色的扁平隆起（**图1a**）。在窄带成像（narrow band imaging, NBI）放大观察中，在隆起部分未观察到上皮乳头内血管袢（intraepithelial papillary capillary loop, IPCL），在隆起边缘处见有A型血管（**图1b**）。在活检病理标本上，可以看到在表层由嗜酸性的扁平化角化细胞构成的角质层（角化过度）。另外，在大部分角化细胞都残留有核（过度不全角化；**图1c**，蓝色箭头所指处）。根据内镜表现及组织病理学表现癌不明显，现在无治疗随访观察中。

［**病例2**］ 60多岁，男性。在以检诊为目的的EGD检查中被指出有病变。在食管中部发现20 mm大的0–Ⅱa＋Ⅰ型病变，0–Ⅱa型的部分被白色附着物所覆盖（**图2a**），该区域在碘染色中呈淡染带（**图2b**）。由于在活检病理诊断中怀疑为扁平上皮癌，施行了内镜治疗。在切除后的病理标本上，在扁平上皮癌及0–Ⅰ型的部分可以观察到神经内分泌癌。在0–Ⅱa型区域的可以观察到白色附着物的区域，在癌的表层见有角质层，大部分残存有核（过度不全角化；**图2c**，蓝色箭头所指部分）。

角化症

1. 概念

角化症也被称为表皮化生（epidermoid metaplasia），在组织病理学上，在复层扁平上皮表面具有厚的角化层，在其正下方伴有具透

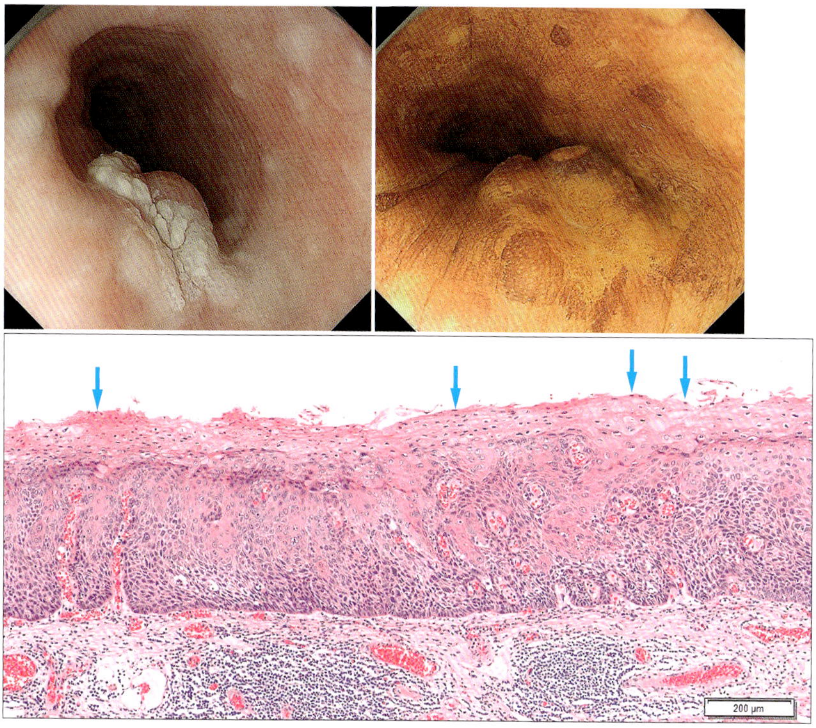

a b
c

图2 ［**病例2**］伴有过度不全角化的扁平上皮癌。
a 常规内镜像。见有20 mm大小的0–Ⅱa + Ⅰ型病变，0–Ⅱa型部分被白色附着物所覆盖。
b 碘染色像。0–Ⅱa型区域呈淡染带。
c 组织病理像。在癌的表层可见角质层，大部分细胞残留有核（过度不全角化；蓝色箭头所指部分）。

明角质颗粒的颗粒层，类似于皮肤的表皮。关于食管表皮形成的病例报道很少，提示慢性炎症可能与其形成有关，但真正的成因尚不清楚。

2. 特征

江副等报道了食管角化症的内镜特征：①与周围的边界清晰；②为稍微凸起的白色扁平隆起；③病变表面为起毛状（鳞片状）或几乎平坦的性状；④在碘染色中呈淡染或不着色。组织病理学方面的特征如上所述，为在复层扁平上皮的表层具有厚的角化层，在其正下方伴有具透明角质颗粒的颗粒层，对于食管表皮形成的诊断，这些组织病理学表现是必需的。

3. 鉴别诊断

举出与食管角化症呈相同的肉眼表现的白色扁平隆起性病变作为鉴别。作为应该鉴别的良性疾病有乳头状瘤、糖原累积症（glycogenic acanthosis）、食管念珠菌病等。乳头状瘤在乳头样结构的中心可以看到血管，而表皮形成由于表层的厚角化层而无法辨识血管，通过这一点可以鉴别。糖原累积症在碘染色中呈浓染，而表皮形成则呈淡染或不着色，这一点是不同的。食管念珠菌病虽然呈白色扁平隆起，但从斑状或弥漫性的白苔这一点可以鉴别。

另外，与白色的0–Ⅱa型扁平上皮癌和疣状癌等恶性肿瘤之间的鉴别也很重要。扁平上皮癌呈发红的病变很多，但由于在表面伴有角化过度/过度不全角化的扁平上皮癌呈白色，因此被列举出来作为表皮形成的鉴别疾病。在白色的扁平上皮癌，在病变周围或病变内大多可以观察到提示癌的存在的B1型血管和背景着色征（background coloration），或在碘染色中呈粉色征（pink color sign）阳性的区域。疣状癌为不鲜明的白色，呈花椰菜状外观，从这一点可以鉴别。

4. 治疗方针

在通过内镜表现及组织病理学检查可以否定异型和癌，可以诊断为食管角化症的情况下，基本上可以进行随访观察。不过，关于食管角化症的癌变可能性有多种说法，但都没有得到共识，在Singhi等所进行的18例食管角化症

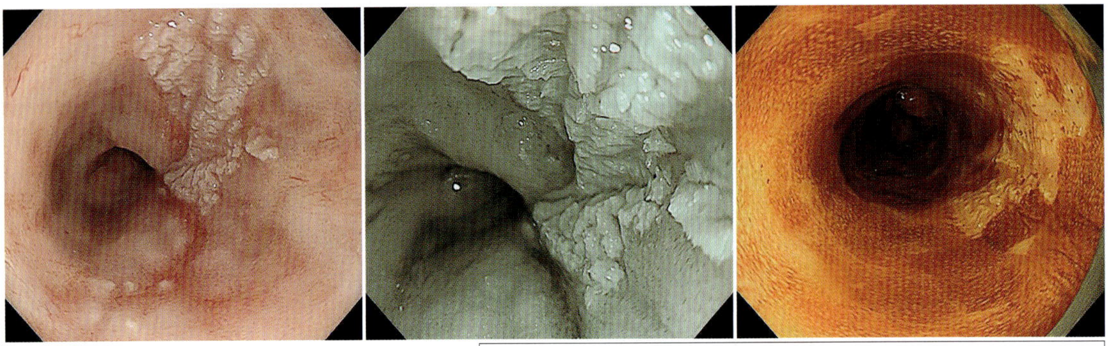

a	b	c
	d	

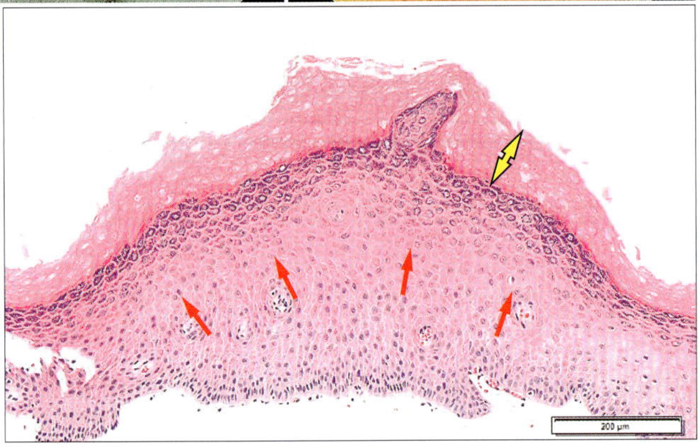

图3 ［**病例3**］表皮形成。

a 常规内镜像。在距切齿列34 cm处见有20 mm大小、1/4周性、边界清晰的鳞状白色隆起。

b NBI放大像。鳞片状的形态可以更清晰地被辨识。不能辨识IPCL。

c 碘染色像。呈不着色。

d 组织病理像。在复层扁平上皮的表层见有厚角化层（黄色箭头所指）和颗粒层（红色箭头所指），为表皮形成的表现。

的报道中，其中17%见有高度异型或邻近癌存在，这也提示了表皮形成为癌前病变的可能性。在观察到表皮形成时，有必要慎重地判断有无癌的并存，或在考虑到癌变的前提下慎重地进行随访观察。

5. 病例

［**病例3**］ 50多岁，男性。在对食管癌进行化学放射疗法后的随访检查中，在距离切齿列34 cm处发现有20 mm大、1/4周性、边界清晰的鳞状白色隆起（**图3a**）。在NBI放大观察中，未能辨识IPCL（**图3b**）。在碘染色中，呈不着色（**图3c**）。在活检病理标本上，在复层扁平上皮的表层见有厚角化层（**图3d**，黄色箭头所指）和颗粒层（**图3d**，红色箭头所指），是食管角化症的表现。没有发现明显的恶性表现（**图3d**）。

参考文献

[1] Mils SE, ed. Histology for Pathologists, 4th ed. Lippincott Williams & Wilkins, Philadelphia, p 7, 2012
[2] 根本哲生. hyperkeratosis, hyperparakeratosis. 胃と腸 52:704, 2017
[3] Park JY, Kim DM, Min BH, et al. Esophageal parakeratosis mimicking endoscopic appearance of superficial esophageal neoplastic lesion such as dysplasia. Dig Endosc 24:117-119, 2012
[4] 江副康正, 武藤学, 藤井誠志. 食道epidermizationの2例. 胃と腸 43:296-300, 2008
[5] 村脇義之, 三浦将彦, 吉村禎二. 食道epidermizationの1例. Gastroenterol Endosc 55:2036-2037, 2013
[6] Ezoe Y, Fujii S, Muto M, et al. Epidermoid metaplasia of the esophagus: endoscopic feature and differential diagnosis. Hepatogastroenterology 58:809-813, 2011
[7] 剛﨑有加, 門馬久美子, 堀口慎一郎. epidermization. 胃と腸 52:558, 2017
[8] 濱田健太, 石原立, 加藤穣, 他. 特異的な色調を示す病変の特徴と鑑別. 胃と腸 51:228-235, 2016
[9] Yamanouchi S, Sako Y, Suemitsu S, et al. Early esophageal cancer with epidermization diagnosed and treated with endoscopic resection. Clin J Gastroenterol 11:29-33, 2018
[10] Singhi AD, Arnold CA, Crowder CD, et al. Esophageal leukoplakia or epidermoid metaplasia: a clinicopathological study of 18 patients. Mod Pathol 27:38-43, 2014

食管良性肿瘤及肿瘤样病变的诊断

食管黄色瘤

Xanthoma

都宫 美华[1]　有马 美和子[2]　刚崎 有加
石川 文隆[2]　神田 浩明　井下 尚子[3]

[1] 埼玉県立がんセンター内視鏡科
〒362-0806 埼玉県北足立郡伊奈町大字小室780
E-mail : m_tsunomiya@yahoo.co.jp
[2] 同　病理診断科
[3] 東京都健康長寿医療センター病理診断科

关键词　**食管黄色瘤　放大内镜　皮脂腺异位**

疾病的概念

食管黄色瘤（xanthoma）是泡沫细胞（foam cell）沉积于食管上皮下乳头内的非上皮性肿瘤样病变。1984 年，Remmele 等首次报道了食管黄色瘤，在此后的报道中食管黄色瘤的发生极为罕见；2008 年有马等报道在施行上消化道内镜检查的病例中，其发生率为 0.46%。

病理组织学表现的特征为，在黏膜固有层伴有炎性细胞浸润和纤维化，泡沫细胞充满于上皮下乳头内，可以观察到上皮下乳头状增生。

疾病的特征和鉴别诊断

食管黄色瘤以男性占压倒性多数，可见于整个食管，但有在胸部食管上部较多的趋势。其发病机制不明，在黄色瘤病例报道较多的口腔黏膜和皮肤，以细菌 / 真菌感染、咀嚼等外部刺激、紫外线暴露等为主要原因。食管黄色瘤和乳头状瘤病毒之间的因果关系被认为是否定性的，有很多报道提示与饮酒 / 吸烟、放射线治疗之间有因果关系。Herrera-Goepfert 等推测，由于各种刺激，引起嗜中性粒细胞浸润于上皮细胞中，其结果是细胞质和细胞器的脂质成分溶解，出现吞噬了脂质成分的巨噬细胞。

在内镜检查中，大多可以辨识到有很多非常微小的黄白色斑块集簇形成的 1 ~ 6 mm 大小的黄白色区域。在放大观察中，沿着上皮下乳头排列，有约 100 μm 的圆形无结构的黄白色斑块形成集簇，在其表面可以观察到蛇行或伸长的乳头内血管。被认为是观察到由于泡沫细胞的挤压而伸展的上皮下乳头内血管。根据上皮下乳头内泡沫细胞的充盈程度不同，黄白色斑块的大小和厚度会有所不同，有的集中在一起呈石墙状，也有的呈基部白色半透明的膨隆的黏膜下肿瘤样形态。

需要与食管黄色瘤相鉴别的疾病是皮脂腺异位，是在黏膜固有层中可以观察到与在皮肤可见的皮脂腺同样的腺组织的疾病，作为 2 ~ 3 mm 的黄白色扁平隆起被观察到。腺囊呈菊花状，

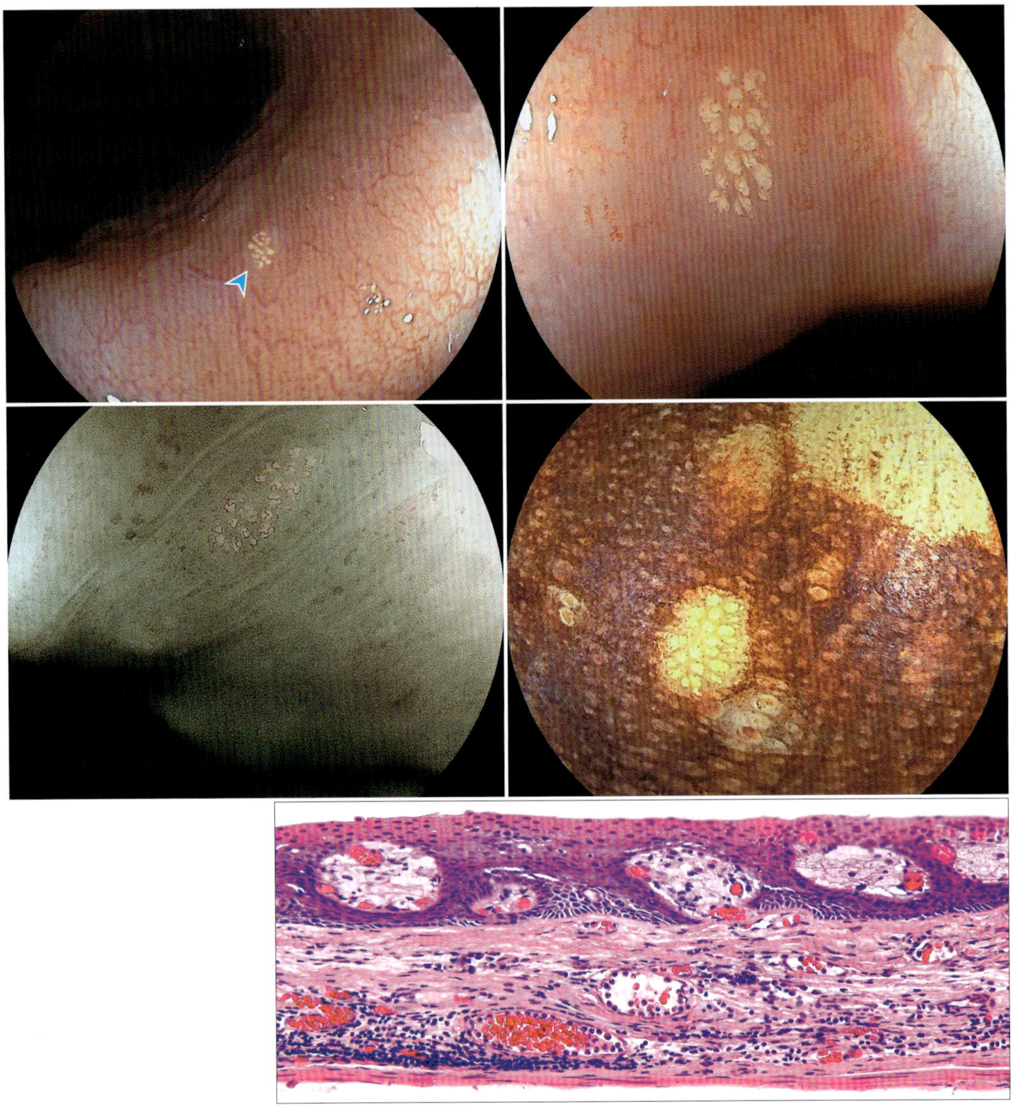

a	b
c	d
e	

图1 ［**病例**］

a 常规内镜像。在距上切齿列29 cm的4点方向见有1 mm大小的黄白色隆起性病变（蓝色箭头所指）。

b 放大像。10 ~ 100 μm大小的黄白色斑块形成集簇。

c BLI联合放大像。在黄白色斑块的顶部见有口径相同的蛇行血管。

d ESD新鲜切除标本的碘染色像。黄色瘤的基部呈正常染色，黄色瘤本身呈淡染。

e ESD切除切片的组织病理像。上皮下乳头内充满泡沫细胞而扩张，乳头内血管被挤压。

在其中央部导管作为白色的小突起可以辨识，这一点是与黄色瘤之间的鉴别点。

治疗方针

无病理学意义，没有必要治疗。

病例

［**病例**］ 70 多岁，男性。

有对喉癌进行放射线治疗的既往史。在距上切齿列 27 cm 的食管右侧后壁上发现 15 mm 大小的 0–Ⅱb 型食管癌，在其紧挨着的肛门侧

发现黄白色斑块集聚形成的 1 mm 大小的隆起性病变（**图 1a**，蓝色箭头所指）。在放大观察中，10 ~ 100 μm 大小的黄白色斑块形成集簇（**图 1b**）；当蓝激光成像（blue laser imaging, BLI）联合放大观察时，黄白色斑块沿着上皮下乳头排列形成集簇，在其表面有口径相同的蛇行血管走行（**图 1c**）。由于在 0– Ⅱ b 型食管癌的内镜黏膜下剥离术（endoscopic submucosal dissection, ESD）的切除范围内含有黄色瘤，因此同时切除了。

在新鲜切除标本的碘染色像中，黄色瘤的基部呈正常染色，黄色瘤整体呈淡染，黄白色斑块的顶部变得清晰（**图 1d**）。在组织病理学检查中，泡沫细胞充盈于上皮下乳头内而扩张。在上皮下乳头的边缘和顶部可以观察到被挤压的血管，认为其对应于在放大观察中被观察到的黄白色斑块表面的蛇行血管（**图 1e**）。

参考文献

[1] Remmele W, Engelsing B. Lipid island of the esophagus. Case report. Endoscopy 16:240-241, 1984

[2] 有馬美和子, 多田正弘. 食道黄色腫の2例. 胃と腸 43:317-320, 2008

[3] Herrera-Goepfert R, Lizano-Soberón M, Garacia-Perales M. Verruciform xanthoma of the esophagus. Hum Pathol 34:814-815, 2003

[4] Salamanca J, Alemany I, Sosa G, et al. Esophageal verruciform xanthoma following radiotherapy. Gastroenterol Hepatol 35:317-320, 2012

食管良性肿瘤及肿瘤样病变的诊断

皮脂腺异位

Ectopic Sebaceous Glands

小野 阳一郎[1]　八尾 建史[2]　植木 敏晴[1]
小野 贵大[3]　太田 敦子　原冈 诚司
岩下 明德

[1] 福冈大学筑紫病院消化器内科
〒818-8502 筑紫野市俗明院 1 丁目 1-1
E-mail : yono6110@gmail.com
[2] 同　内視鏡部
[3] 同　病理部

关键词　**食管良性肿瘤　食管病变　皮脂腺异位**

疾病的概念

皮脂腺（sebaceous glands）是开口于毛囊上部和表皮、黏膜的外分泌腺，通常广泛分布于除手掌和足底以外的皮肤和一部分黏膜上，起源于外胚层，与毛囊一起形成毛囊皮脂腺系统，产生皮脂。

与毛囊无关而存在的皮脂腺被称为独立皮脂腺，存在于阴部和口唇、眼睑等部位。此外，据知在口腔、唾液腺等外胚层起源的脏器见有异位性皮脂腺，而在内胚层起源的食管见有皮脂腺组织的情况很罕见。但是，近年来随着内镜诊断技术的提高以及特征性的内镜表现被大家所了解，食管皮脂腺异位成为有时会在临床遇到的病症之一。

De La Pava 和 Pickren 在全剖标本的成人剖检病例，200 例中有 4 例（2%）从组织病理学上确认了皮脂腺，在 1962 年首次报道了食管皮脂腺异位。此后，Ramakrishnan 等于 1978 年首次就其内镜表现进行了报道。食管皮脂腺异位的内镜表现为：涉及食管全长、多发性分布的黄色的 1 ~ 5 mm 大小的丘疹状、卵圆形或圆形的表面粗糙的病变。在日本，自 1989 年藤木等报道以来，散见有关于食管皮脂腺异位的报道，其发生率为约 0.1%。

在组织病理学上，异位性皮脂腺为成熟皮脂腺，在黏膜固有层内作为明亮的嗜酸性细胞的集团与表层的扁平上皮相连接，或以岛状存在。皮脂腺细胞具有泡沫状的较大的胞体，核为小型圆形，主要位于细胞中央。在腺囊小叶的周围可见淋巴细胞浸润。

作为食管皮脂腺异位的发生机制，有认为反流性食管炎、酒精、吸烟、高脂血症等是主要原因的外胚层性组织误入学说和成人以后的化生性变化学说，但尚未被阐明。

疾病的特征和鉴别诊断

食管皮脂腺异位多发于男性，好发于胸段食管中部，有许多是多发性病例。一般认为该病基本上无症状。

食管皮脂腺异位的常规内镜表现为：呈小于 5 mm 的略混浊的黄白色小扁平隆起和微小

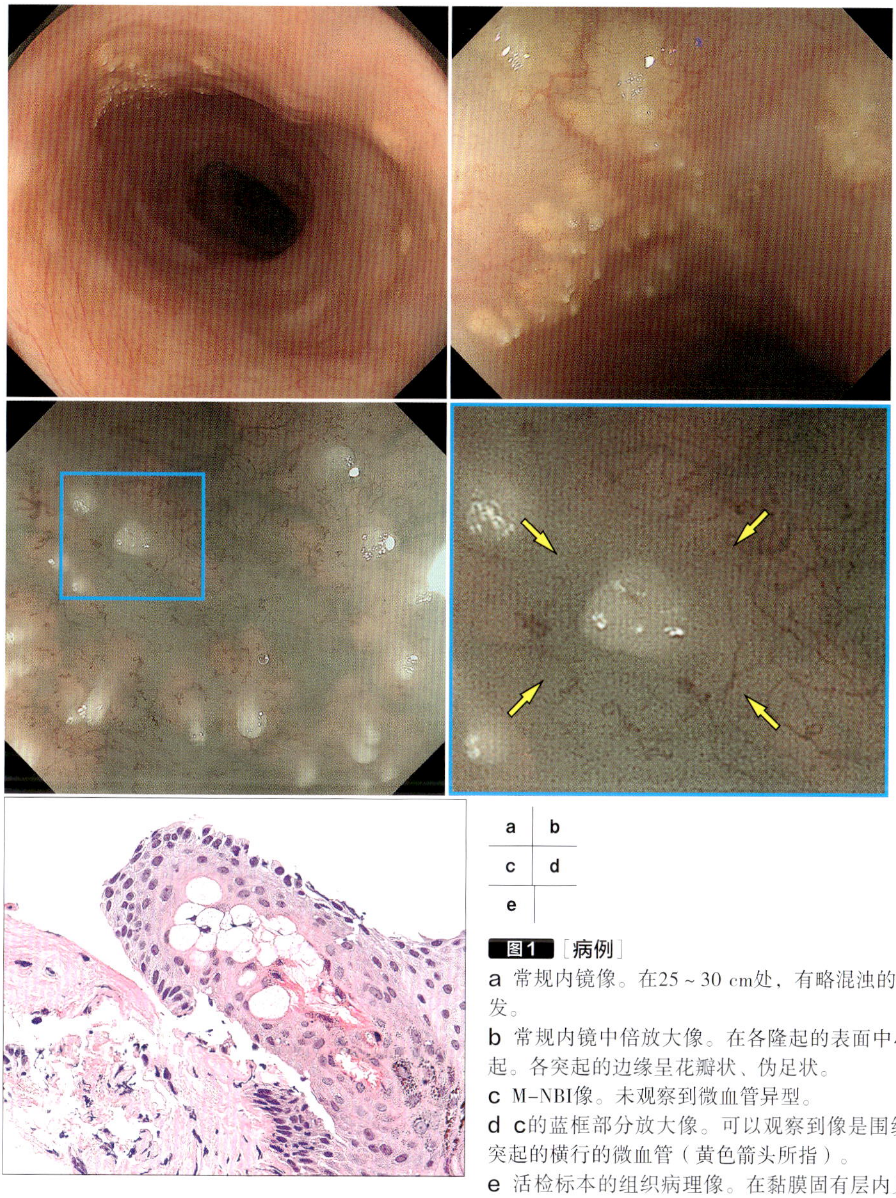

a	b
c	d
e	

图1 ［**病例**］

a 常规内镜像。在25～30 cm处，有略混浊的黄白色的小扁平隆起多发。

b 常规内镜中倍放大像。在各隆起的表面中心部伴有棘状的白色突起。各突起的边缘呈花瓣状、伪足状。

c M-NBI像。未观察到微血管异型。

d c的蓝框部分放大像。可以观察到像是围绕隆起表面中心处白色突起的横行的微血管（黄色箭头所指）。

e 活检标本的组织病理像。在黏膜固有层内见有类似于皮脂腺的细胞团块。细胞团块为圆形，具有小型的核，具有泡沫状的明亮的细胞质。

颗粒状隆起，在各隆起的边缘呈菊花状、花瓣状和伪足状。在病变表面的中心部伴有被认为是皮脂腺导管部分的棘状的白色突起。

在放大内镜表现中，可以观察到像是围绕病变表面中心白色突起的横行的血管。

由于病变被变薄的正常上皮所覆盖，在碘染色中呈淡染。

作为鉴别诊断，可举出有呈白色或黄色的小隆起性病变——黄色瘤、糖原性棘皮症、乳头状瘤、念珠菌病等。但是，如果事先能考虑到本病的特征，如多发于胸段食管中部、在隆起的中央具有棘状的白色突起、在放大内镜下可观察到像是围绕白色突起的横行的微血管等，就可以进行鉴别诊断。

治疗方针

由于多为无症状，无癌变的报道，因此不是治疗的适应证。

病例

［**病例**］ 70 多岁，女性。

在常规内镜观察中，在 25 ~ 30 cm 处，有略混浊的黄白色的小扁平隆起多发（**图 1a**）。在各隆起的表面中心部伴有棘状的白色突起，各突起的边缘呈花瓣状、伪足状（**图 1b**）。

在窄带成像（narrow band imaging, NBI）联合放大内镜（M–NBI）下，观察到像是围绕隆起表面中心处白色突起的横行的微血管（**图 1c，d**）。未观察到微血管异型。

在活检标本的组织病理像中，在黏膜固有层内见有类似于皮脂腺的细胞的团块。细胞团块呈圆形，具有小型的核，具有泡沫状的明亮的细胞质（**图 1e**）。

参考文献

[1] Nakanishi Y, Ochiai A, Shimoda T, et al. Heterotopic sebaceous glands in the esophagus: histopathological and immunohistochemical study of a resected esophagus. Pathol Int 49:364-368, 1999
[2] De La Pava S, Pickren JW. Ectopic sebaceous glands in the esophagus. Arch Pathol 73:397-399, 1962
[3] Ramakrishnan T, Brinker JE. Ectopic sebaceous glands in the esophagus. Gastrointest Endosc 24:293-294, 1978
[4] 藤木茂篤, 友田純. 食道異所性皮脂腺の1例. Gastroenterol Endosc 6:1684, 1989
[5] 西崎朗, 安武晃一, 中島卓利, 他. 食道異所性皮脂腺. 日本食道疾患研究会(編). 食道疾患レアケース・アトラス. 医学書院, pp 2-5, 1999
[6] Rector LE, Connerley ML. Aberrant mucosa in the esophagus in infants and in children. Arch Pathol 31:285-294, 1941
[7] 高木靖寛, 岩下明徳, 池田圭祐, 他. まれな食道良性腫瘍および腫瘍性病変の臨床・病理. 胃と腸 43:279-288, 2008
[8] 小澤俊文, 仁木卓, 和知栄子, 他. 食道良性疾患の拡大内視鏡診断. 胃と腸 51:564-572, 2016

食管良性肿瘤及肿瘤样病变的诊断

食管壁内假性憩室

Intramural Pseudodiverticulosis

桥本 哲[1]　水野 研一　佐藤 裕树
高纲 将史　横山 纯二[2]　市川 宽[3]
渡边 玄[4]　味冈 洋一[5]　寺井 崇二[1]

[1] 新潟大学大学院医歯学総合研究科消化器内科学分野
〒951-8510 新潟市中央区旭町通 1-757
E-mail : hashim@med.niigata-u.ac.jp
[2] 新潟大学医歯学総合病院光学医療診療部
[3] 新潟大学大学院医歯学総合研究科消化器・一般外科学分野
[4] 新潟県立がんセンター新潟病院病理診断科
[5] 新潟大学大学院医歯学総合研究科分子・診断病理学分野

关键词　食管壁内假性憩室　食管癌　食管憩室　内镜诊断

疾病的概念

食管壁内假性憩室是于 1960 年由 Mendl 等首次报道的黏膜及黏膜下层的食管腺导管呈囊状扩张的罕见疾病。虽然其呈多发的小憩室样表现，但与通常的假性憩室不同，没有伸展到固有肌层的外侧。虽然不清楚明确的发病原因，但据推测是由于伴于真菌和细菌感染、反流性食管炎、大量饮酒等的慢性炎症，炎症波及食管腺和导管，引起病理性扩张。

疾病的特征和鉴别诊断

该病的特征是好发年龄为 60 ~ 70 岁，以男性居多。据报道，在日本以食管上部居多，而在欧美则以食管下部居多。症状以吞咽障碍最多，当炎症迁延不愈时纤维化变得严重，有时可引起食管狭窄。

在食管 X 线造影检查中，可发现从食管内腔突出的许多起毛样表现，有时也表现为袖扣状、烧瓶状。在食管壁内纤维化严重的病例，见有食管壁伸展不良，有时部分呈现狭窄。

内镜特征为可观察到弥漫性的许多小凹陷或小孔表现。在周围黏膜伴有慢性炎症，见有血管透见性消失、发红变化。在假性憩室开口部见有白色物质的附着。在主诉有狭窄症状的情况下，大多见有食管伸展不良和狭窄表现。

本病变为多发的小凹陷性病变，笔者认为几乎没有与其他食管憩室疾病难以鉴别的情况。但是，由于在假性憩室开口部的尺寸小而难以发觉开口部的情况下，有时根据白色物质的附着被误诊为念珠菌性食管炎，因此仔细洗净白色物质以后进行观察是很重要的。

治疗方针

使用质子泵抑制剂（proton pump inhibitor, PPI）和抗真菌药等进行保守性治疗是基本方针。

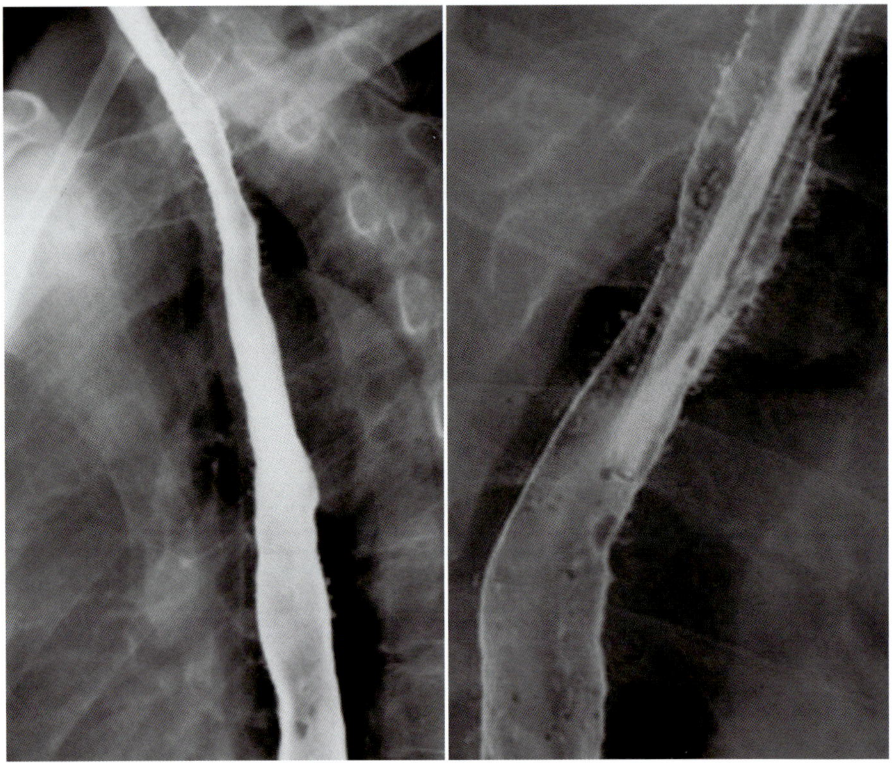

a b

图1 ［**病例**］初诊时的食管X线造影像。胸段食管上部至胸段食管下部大范围内见有许多从食管内腔突出的起毛样表现。在颈段食管至胸段食管上部见有扩张不良表现。

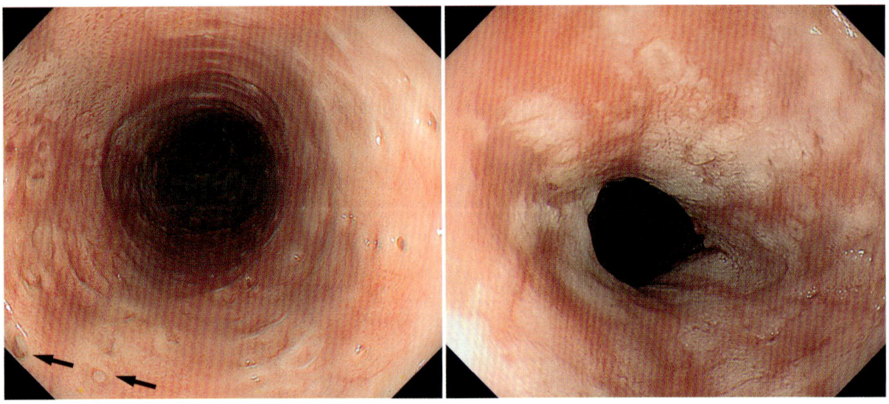

a b

图2 ［**病例**］初诊时的食管镜像。
a 在胸段食管上部至胸段食管下部见有多发的针孔样小孔。从小孔的各处见有白色的渗出物（黑色箭头所指）。
b 胸段食管上部扩张不良，见有狭窄样表现。

在见有严重狭窄的情况下，也有进行内镜下气囊扩张术的情况。也有合并扁平上皮癌的病例报道，所以有必要进行慎重的随访，以不至于忽略过去黏膜面的结构变化。对于合并癌的病例和严重狭窄持续的病例也有时施行手术。下述的所经治病例也是在随访观察中发现合并浅表型扁平上皮癌而施行了手术的病例。

病例

［**病例**］ 50多岁，男性。食管壁内假性憩室。

由于吞咽障碍间歇性持续，被介绍到本科就诊。饮酒史为日本酒200 mL/d，约30年；吸烟史为5 ~ 10支/d，约30年。家族史、既往史无特别记录事项。

施行食管X线造影检查，在胸段食管上部至胸段食管下部大范围内见有许多从食管内腔突出的起毛样表现（**图1**）。另外，在颈段食管至胸段食管上部见有管壁伸展不良。在食管镜检查中，在距25 cm的胸段上部食管至

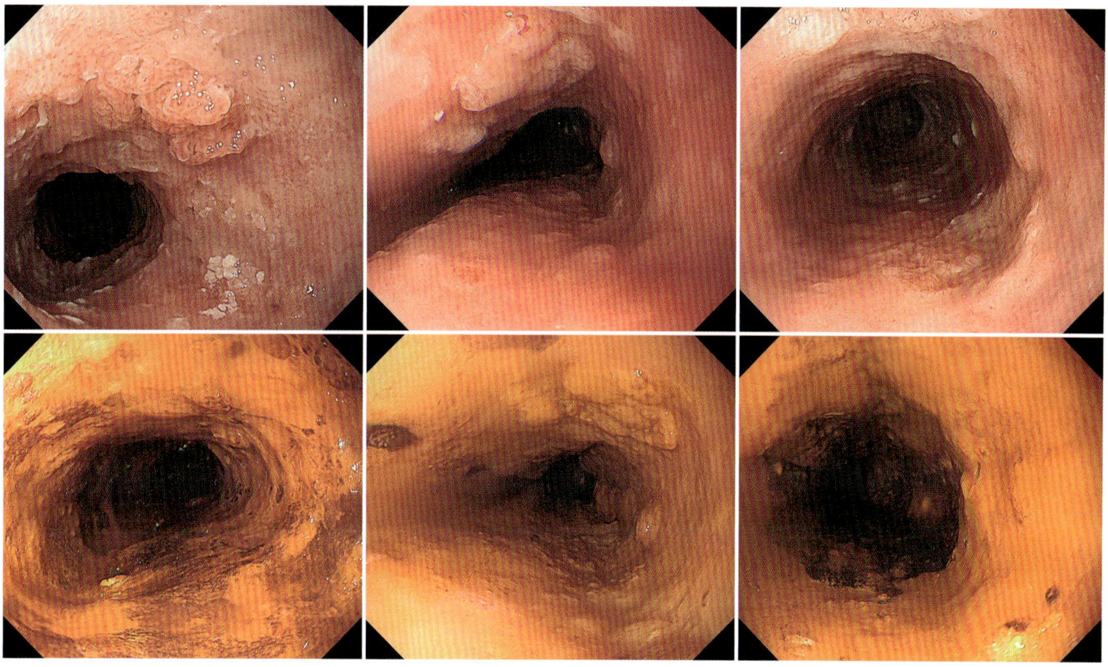

a	b	c
d	e	f

图3 ［**病例**］约2年6个月后的食管镜像。
a 在段部食管上部见有发红的小隆起性病变。
b 在段部食管中部见有与周围相比略呈白色的隆起性病变。
c 在b的肛门侧见有白色的凹陷性病变。
d 口腔侧的碘染色像。
e 胸段食管中部的碘染色像。见有全周性的不着色表现。
f 病变肛门侧的碘染色像。

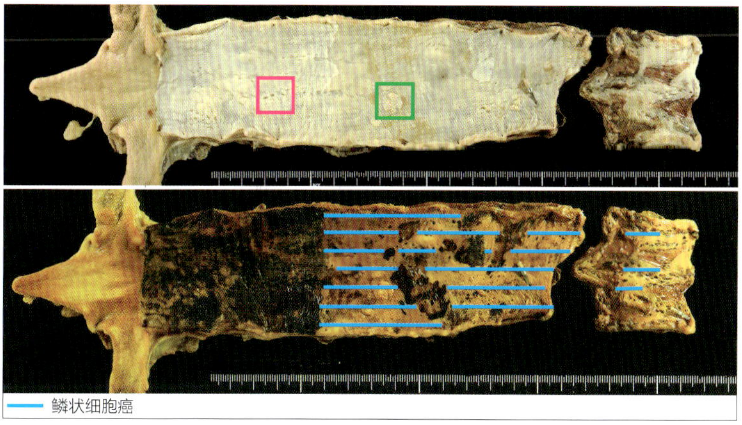

a
b

图4 ［**病例**］切除标本的肉眼观察像。
a 标本整体像（福尔马林固定后）。
b 碘染色像。

胸段下部食管处，见有多发的针孔样小孔（**图2a**）。黏膜整体上呈淡红色，小孔周围呈瘢痕样白色变化。从小孔的各处见有白色的渗出物（**图2a**，黑色箭头所指）。胸段食管上部扩张不良，见有狭窄样表现（**图2b**）。未观察到明显的怀疑为上皮性恶性肿瘤的表现。诊断为食管壁内假性憩室，开始口服PPI，并采取每年进行1～2次内镜随访观察的方针。

在约2年6个月后的内镜检查中，在胸段食管上部的假性憩室多发的区域内，发现了发红的小隆起性病变（**图3a**），经活检诊断为扁平上皮癌。另外，在胸段食管中部发现与周